LES DÉSHÉRITÉS

L'INSTITUTION

DES

JEUNES AVEUGLES

DE TOULOUSE

PAR LE DOCTEUR PEYREIGNE

MEMBRE DE LA SOCIÉTÉ DE MÉDECINE ET DE LA SOCIÉTÉ DES SCIENCES
PHYSIQUES ET NATURELLES

MÉDECIN DE L'INSTITUTION

OUVRAGE

Couronné par l'Académie des Sciences, Inscriptions et Belles-Lettres de Toulouse.

MÉDAILLE D'ARGENT DE 1re CLASSE

VENDU AU PROFIT DE L'INSTITUTION

TOULOUSE

A. ET N. BRUN, LIBRAIRES-ÉDITEURS

RUE LAFAYETTE, 20

1884

TOULOUSE, IMPRIMERIE DOULADOURE-PRIVAT, RUE SAINT-ROME, 39

LES DESHÉRITÉS

L'INSTITUTION

DES

JEUNES AVEUGLES

DE TOULOUSE

TOULOUSE, IMPRIMERIE DOULADOURE-PRIVAT, RUE AINT-ROME, 39

LES DÉSHÉRITÉS

L'INSTITUTION

DES

JEUNES AVEUGLES

DE TOULOUSE

Par le Docteur PEYREIGNE

MEMBRE DE LA SOCIÉTÉ DE MÉDECINE ET DE LA SOCIÉTÉ DES SCIENCES
PHYSIQUES ET NATURELLES

MÉDECIN DE L'INSTITUTION

OUVRAGE

Couronné par l'Académie des Sciences, Inscriptions et Belles-Lettres de Toulouse.

MÉDAILLE D'ARGENT DE 1re CLASSE

VENDU AU PROFIT DE L'INSTITUTION

TOULOUSE

A. ET N. BRUN, LIBRAIRES-ÉDITEURS

RUE LAFAYETTE, 20

1884

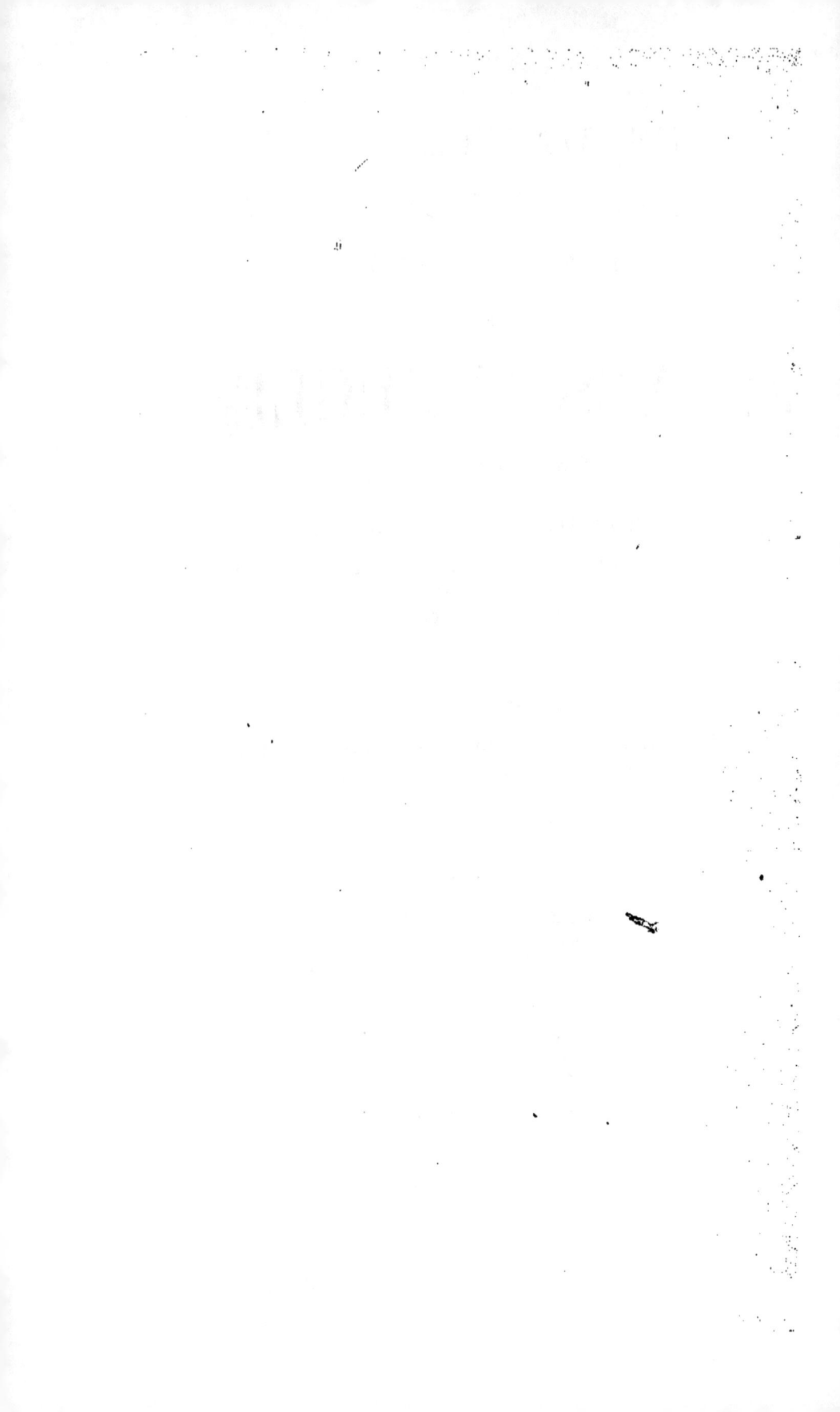

INTRODUCTION

Parmi les déshérités de ce monde, parmi les malheureux sans nombre entrés dans cette vie pour y subir jusqu'à leur dernière heure la triste condition d'étaler aux yeux de leurs semblables le spectacle navrant de toutes les infirmités humaines, il n'en est pas de plus dignes de sympathie et de pitié que les aveugles.

Isolés comme des parias au milieu des hommes dans leur nuit sans fin, désormais leur partage, comment, sans guides et sans soutiens, et le plus souvent, hélas! complètement dépourvus des faveurs de la fortune, pouvoir combattre le grand combat de la vie pour l'existence, à la lumière de ce radieux soleil

qu'ils n'ont jamais contemplé ou qu'ils ne re-
verront plus que dans leur souvenir !

Il est difficile de s'expliquer pourquoi, en
présence d'une situation aussi cruelle que celle
des pauvres aveugles, voués par leur infirmité
aux étreintes de la misère et aux tortures de
la faim, si une main amie et secourable ne venait à leur aide, aucune tentative n'ait jamais
surgi du cœur d'un philanthrope, pendant une
bien longue série de siècles, pour améliorer les
conditions physiques, morales et intellectuelles de ces infortunés. Telle est, cependant,
paraît-il, l'expression de la vérité.

En effet, malgré les plus minutieuses re-
cherches dans les annales de ces nations aujourd'hui disparues et qui nous précédèrent
autrefois dans la voie de la civilisation et du
progrès, on ne trouve aucun document, aucun indice montrant que l'on ne se soit jamais
préoccupé de la situation de ces malheureux
intéresants pour adoucir leur triste sort et
leur procurer d'une manière sûre le pain quotidien et la vie intellectuelle.

Si l'histoire nous a transmis les noms de

. quelques aveugles de naissance qui se firent
remarquer parmi leurs contemporains par
leurs profondes connaissances dans certaines
branches des sciences enseignées à cette époque ; c'est à une aptitude individuelle particulière que ces faits doivent être rapportés et
non à un procédé quelconque d'éducation. Il
n'en existait pas pour ces déshérités relégués
dans le plus triste abandon, et dont la suprême
ressource était de tendre au passant la sébile
dans laquelle tombait l'obole de l'aumône.

Il faut arriver au treizième siècle, et au règne de Louis IX, pour constater la première
fondation pieuse en faveur des aveugles. Cette
gloire était réservée à un roi de France.
Louis IX, sous l'influence des inspirations de
son ardente charité, cette admirable et féconde
vertu chrétienne, créait, en 1254, l'institution
royale des Quinze-Vingts, encore florissante
à notre époque. Mais ce ne fut là qu'un asile
où ces malheureux trouvaient leur pain de
chaque jour et la protection qui leur était due,
sans que rien fût tenté pour les rendre à la
vie commune en leur procurant l'instruction et

le travail. Ce but devait être atteint quelques siècles plus tard.

Il y a cent ans à peine, en 1783, qu'un éclair de génie illuminait un homme au cœur d'apôtre, Valentin Haüy, dont le nom rayonnera désormais dans l'histoire au nombre des plus grands bienfaiteurs de l'humanité. Après quelques essais partiels, inspirés par une circonstance toute fortuite, la solution du problème de l'éducation des aveugles était trouvée : les doigts remplaceraient désormais les yeux; le toucher devenait une seconde vue.

Je dirai, dans une autre partie de ce travail l'histoire de cette admirable découverte, et j'indiquerai quelles en furent les conséquences si utiles pour tant de milliers d'infortunés jusque-là délaissés sans instruction. Je dirai aussi les origines difficiles et les développements trop souvent entravés de cette institution fondée par Haüy au milieu des temps troublés que traversait alors notre patrie, institution où les aveugles allaient recevoir à l'avenir, à l'aide de méthodes ingénieuses, l'instruction qui devait les rendre à la vie sociale.

Cette nouvelle initiative dont notre chère France avait encore été le berceau, donna bientôt de si beaux résultats, que peu d'années après toutes les nations du monde civilisé créaient tour à tour des établissements d'instruction pour les jeunes aveugles, où l'enseignement leur était donné selon les méthodes employées à l'institution de Paris. Ces fondations sont aujourd'hui devenues très nombreuses en Europe et aussi en Amérique; plusieurs villes de France en sont aussi dotées. Au nombre de ces villes est Toulouse, dont l'Institution, quoique nouvelle encore, puisqu'elle n'a été fondée qu'en 1867, est pourtant florissante aujourd'hui et tient un des premiers rangs parmi celles de notre pays.

C'est l'histoire de cette institution, dont j'ai salué le berceau et que j'ai accompagné pas à pas avec intérêt et affection dans son rapide développement que je vais écrire en quelques lignes; je dirai quelle fut sa modeste origine, et je la suivrai dans ses progrès féconds jusqu'à son état florissant actuel. Une partie de ce livre sera ensuite consacrée à décrire les méthodes d'enseignement à l'aide desquelles l'aveugle, après quelques années d'étude, peut se suffire à lui-même et devenir utile à ses semblables. Rien d'intéressant, en effet, comme la connaissance et l'application de cet ingénieux procédé, inventé par Louis Braille, aveugle lui-même, qui, au moyen de quelques points en reliefs combinés et placés de différentes manières, a permis à ces pauvres déshérités d'apprendre, avec le secours de leurs doigts, la lecture, l'écriture et la musique surtout, cette grande consolatrice dans leur infortune.

En dehors de cet enseignement, destiné surtout aux enfants les mieux doués sous le rapport intellectuel, les autres sont initiés, sous la direction de maîtres habiles, à certains travaux manuels susceptibles de leur donner plus tard les moyens d'existence à leur sortie de l'établissement. Enfin, je terminerai par quelques considérations médicales dont la statistique pourra peut être faire son profit pour l'avenir.

Puisse ce modeste livre, écrit en quelque

sorte au courant de là plume, pendant quelques moments de loisirs bien courts et bien souvent interrompus par les exigences de la vie médicale, faire mieux connaître les admirables résultats dus à la charitable initiative partie du cœur de ce grand bienfaiteur de l'humanité, Valentin Haüy! Puisse-t-il contribuer à tourner les regards des heureux de ce monde vers les asiles où tant d'infortunés, entourés des soins de tous les instants qui leur sont prodigués par ces admirables filles du Se gneur, leurs secondes mères en ce monde, reçoivent avec leur pain quotidien l'instruction qui doit les rendre à la vie sociale, car, si jusqu'ici il a été beaucoup fait pour les jeunes aveugles, si la charité invente tous les jours quelque chose d'utile pour eux, il reste encore bien plus à faire. Les dernières statistiques, en effet, accusent un nombre de plus de quarante mille de ces malheureux qui, privés des bienfaits de l'éducation, n'ont plus d'autres moyens d'existence que de tendre la main et d'implorer la pitié des passants.

Ce sont ceux-là qu'il faut aussi secourir,

protéger et instruire, en fondant de nouvelles
institutions, en dotant celles qui existent déjà,
en faisant mieux connaître les beaux résultats
obtenus jusqu'ici. Si ce but devait être atteint
un jour, je m'estimerais heureux de penser
que j'ai porté, moi aussi, mon petit grain de
sable à l'édifice en publiant ce livre inspiré par
la charité.

Caritas !

I

Avant d'aborder l'histoire de l'institution
des Jeunes Aveugles de Toulouse, qui est le but
que je me suis proposé d'atteindre, je crois
utile d'indiquer quelle était la condition sociale de ces malheureux déshérités: d'abord,
dans les temps les plus reculés, ensuite pendant la période du moyen âge, à l'époque où
saint Louis fondait l'établissement royal des
Quinze-Vingts; enfin, de nos jours, au moment où Valentin Haüy, dans un sublime élan
de charité, créait l'institution des *Jeunes Aveu-*
gles, de Paris, qui fut le modèle de toutes cel·
les répandues depuis dans toutes les nations
du monde civilisé.

Ainsi que je l'ai déjà fait pressentir dans les

premières lignes de l'Introduction, on ne
peut rien trouver dans l'histoire de l'antiquité
qui nous donne l'indice que chez ces peuples,
dans leur marche continue vers le progrès, on
se soit jamais préoccupé du malheureux sort
des aveugles, de leur soulagement matériel ou
de leur développement intellectuel. Les nombreux documents laissés par les annalistes de
la Grèce ou de Rome civilisées sont muets à
cet égard.

Dans le *Lévitique* seul, ce Code religieux
des Hébreux, on lit, écrites au verset 14 du
chapitre xix, ces prescriptions sommaires ;
*Non maledices surdo, nec coram cœco pones
offendiculum,* « Tu ne diras pas des injures
« aux sourds, ni tu ne mettras point d'obsta-
« cles devant les pas de l'aveugle. » Et c'est
là tout! Ce qui semblerait prouver qu'à l'époque où le législateur promulguait ces précep-
tes, les aveugles, bien loin d'être secourus ou
assistés, étaient peut-être le jouet et la risée
des autres hommes, dans leur navrante infortune.

Voilà donc quel fut leur sort dans les temps

reculés, où ces malheureux, relégués dans un triste abandon, paraissent n'avoir eu d'autres ressources pour leur existence que de tendre la main aux passants.

Tous, cependant, ne végétèrent pas dans cet état d'infériorité sociale. L'histoire nous a conservé les noms de quelques-uns d'entre eux qui, aveugles de naissance, se firent remarquer à leur époque par les manifestations d'un haut degré de culture intellectuelle, dû à une disposition particulière et toute naturelle, et non à l'influence d'un procédé quelconque d'éducation. Citons ici les noms des plus célè-bres. Diogène Laërce et Thrasyle, nous racontent que plusieurs philosophes de l'anti-quité, et entr'autres Démocrite d'Abdère, se privèrent volontairement de la vue pour n'être pas distraits par le merveilleux spectacle de la nature, et méditer ainsi plus à leur aise les questions les plus ardues de la philosophie.

Diodote, aveugle de naissance, devint le maître de philosophie de Cicéron, qui parle de lui dans ses *Tusculanes*. Il enseignait aussi la géométrie avec un tel éclat, que ses disciples

n'avaient pas de peine à comprendre comment
ils devaient tracer, sur ses indications préci-
ses, les figures les plus compliquées. Aufidius,
privé de la lumière dès son bas âge, écrivit
pourtant une histoire de la Grèce très estimée.
Eusèbe l'Asiatique, devenu aveugle à l'âge de
cinq ans, professa plus tard les belles-lettres
avec la plus grande distinction. Citons enfin
Dydime d'Alexandrie, qui fut le précepteur de
saint Jérôme et un des plus habiles mathéma-
ticiens de son temps ; il s'adonna aussi à l'étude
de la théologie, qu'il enseignait aux nombreux
élèves qui venaient se presser autour de sa
chaire, dans cette fameuse école d'Alexandrie,
alors la plus célèbre du monde entier.

Depuis ces temps éloignés de nous jusqu'à
nos jours, ce don remarquable d'intuition
n'a pas cessé d'être le privilège de quelques
aveugles qui, d'âge en âge, ont surgi au milieu de leurs contemporains, et ont cultivé et
enseigné avec le plus grand succès les sciences, les belles-lettres, la musique. Tels ont été
Pedianus Ascanius, qui professa la philosophie ; Nicaise, de Malines, qui enseigna, au

quinzième siècle, le Droit canon et le Droit civil à l'Université de Cologne; Phernandus, de Bruges, aveugle de naissance, poète, musicien, logicien et philosophe, auquel Charles VII confia une chaire à l'Université de Paris; Pierre Dupont ou Pontanus, et Uldarich Schomberg, qui professèrent avec éclat les belles-lettres, l'un pendant le seizième siècle, à Paris, l'autre pendant le dix-septième, à Altorf, Leipsick, à Hambourg; Nicolas Saunderson, mathématicien fameux qui enseigna cette science en Angleterre; Humbert, de Genève, naturaliste distingué; Bérard, qui, au commencement de ce siècle, devint professeur de mathématique et même principal du collège de Briançon; enfin, pour terminer cette nomenclature, qui m'entraînerait trop loin, Penjou, qui après avoir obtenu plusieurs prix de mathématiques au lycée Charlemagne, et au grand concours de la Sorbonne, se vit refuser une chaire de professeur à cause de sa cécité. Il ouvrit alors à Paris un cours public de mathématiques transcendantes, dont le succès décida le gouvernement à lui accorder la chaire de mathématiques au lycée d'Angers; il mourut décoré de la Légion d'honneur.

Ainsi donc, pas d'initiative philanthropique pendant l'antiquité pour améliorer la condition sociale des pauvres aveugles.

Il faut arriver à la moitié du treizième siècle, en 1254, pour trouver la charte de fondation de la première institution charitable ouverte à ces déshérités, et due au roi Louis IX. Encore, à cette époque, ces malheureux, loin d'exciter la sympathie de leurs concitoyens, servaient souvent au contraire d'amusements à la populace et même aux puissants du jour. On les conduisait en champ-clos, devant la cour; et là, bardés de fer et armé de longs bâtons, on en mettait quelques-uns aux prises, et les spectateurs s'égayaient grandement en jugeant la maladresse des coups qu'ils se portaient. (Villemain.)

Saint Louis, parmi le grand nombre d'établissements dont il dota Paris pendant son règne, n'oublia pas de créer un asile pour les aveugles. Aux représentations que lui adressaient ses familiers sur ses trop larges libéralités charitables, il répondait : « Qu'il aimait mieux dépenser moult en aumônes qu'en bombances et vanités ». Et les chartes de fondation tombaient de ses mains généreuses en faveur de tant de malheureux, en faveur aussi des aveugles, pour qui il créa les Quinze-Vingts pour devenir le refuge de trois cents de ces infortunés, d'où, à cause de ce nombre, le nom donné à cet hospice qui existe toujours.

Selon la tradition, saint Louis aurait fondé cette maison de retraite pour y donner asile à trois cents chevaliers français donnés en ôtage aux Sarrasins et que ceux-ci renvoyèrent après leur avoir crevé les yeux. Cette légende, mise pour la première fois en circulation par l'historien François de Belleforest, qui, par la protection de Marguerite de Navarre, obtint le titre d'historiographe de Henri III, qu'il perdit bientôt après à cause de l'inexactitude de ses récits historiques, n'est pas du tout l'expression de la vérité. Les contemporains de Louis IX n'en font pas la moindre mention, et Joinville, dont la véracité et l'autorité ne sont certainement pas contestables, dit que cette

maison hospitalière fut instituée pour servir
d'asile à trois cents pauvres privés de la lumière.

Écoutons encore le trouvère Rutebœuf, dont
l'œuvre mérite d'être étudiée comme l'expression de la poésie au temps de saint Louis, et
qui, dans une de ses satires, dans lesquelles il
excellait, écrit ces vers dont voici le sens : Le
roi a mis dans un repaire, je ne sais pourquoi
faire, trois cents aveugles qui s'en vont dans
Paris par triple paire, ne cessant de braire;
ils n'y voient goutte, se fâchent, se poussent,
se heurtent; et si le feu prend à leur maison,
il n'est pas douteux que le roi aura à la re-
faire.

A l'époque de sa fondation, l'hôpital des
Quinze-Vingts fut bâti sur un terrain voisin du
cloître Saint-Honoré. Il est resté là jusqu'en
1780, date à laquelle il fut transféré au fau-
bourg Saint-Antoine. Au début, les ressources
affectées à l'entretien de l'établissement furent
des plus modestes; car il fallait pouvoir suffire aux besoins impérieux de tant d'institutions naissantes fondées par saint Louis, et

soutenir leur premier essor. En 1269, une nouvelle libéralité du roi affecta un revenu annuel, de trente livres parisis pour le bouillon. Mais cette subvention n'étant pas suffisante, la mendicité fut alors permise aux pensionnaires, à qui l'on donna des *frères voyants* pour les conduire ; et, l'un guidant l'autre, ils se répandaient alors par couples dans les rues de Paris, implorant la charité publique avec ces cris que nous dépeint si bien le satirique Rutebœuf. Cette situation dura quelques années, après lesquelles les ressources matérielles de la maison des Quinze-Vingts s'étant bien augmentés par le fait de dons ou de legs particuliers, la mendicité fut interdite.

En même temps, comme le nombre des habitants de l'hospice était devenu trop considérable, en raison surtout des gens de service employés aux soins intérieurs ou au service des pauvres aveugles, on le réduisit à un total réglementaire ainsi composé : 140 hommes aveugles et 60 voyants pour les aider et les servir, et 98 femmes, tant aveugles que voyantes, qui, avec le *Maître* ou Directeur et le portier, représentaient le nombre de trois cents personnes.

Aux premiers jours de la fondation de l'asile, le célibat avait été imposé à tous les pensionnaires admis dans son sein. Cette obligation fut supprimée à son tour. Plus tard, au contraire, les unions entre les aveugles et les voyants furent encouragées par des subventions et par des primes données pour chaque enfant issu de ces mariages. De cette manière, l'institution première de saint Louis finit par se transformer peu à peu et devint enfin un asile ouvert à des ménages, vivant chacun à part dans un logement distinct.

Aujourd'hui, l'institution des Quinze-Vingt ne se borne pas à secourir les seuls pensionnaires, leurs familles sont aussi assistées. En dehors de ceux-ci, qui sont les pensionnaires *internes*, dont le nombre est toujours limité à trois cents, il existe une seconde catégorie de pensionnaires *externes*, ceux-là répandus sur tous les points de la France, au nombre de douze cents. Chacun d'eux reçoit une assistance en rapport avec ses besoins, sous forme de pension dont le montant est variable : 200, 150 ou 100 francs. C'est M. le Ministre de l'intérieur, à qui incombe aujourd'hui l'administration de l'hospice, qui nomme les titulaires de ces pensions, après la production des pièces exigées.

Telle est, résumée en quelques lignes, l'histoire de cette pieuse fondation, que saint Louis créait en plein moyen âge, et qui, à la suite de transformations successives, est devenue aujourd'hui une des institutions charitables les plus florissantes de Paris et dont la bienfaisante assistance rayonne sur notre pays tout entier. Combien de malheureux secourus depuis lors, dans leur misère et dans leur triste abandon, ont dû bénir la mémoire d'un grand roi !

II

La pieuse fondation de saint Louis fut donc, ainsi qu'on vient de le voir dans les lignes qui précédent, le premier pas fait dans la voie de l'assistance et de l'amélioration du sort des pauvres avengles; assistance purement matérielle, il est vrai, mais la seule pourtant à laquelle il fût possible de songer pendant cette période du moyen âge, retentissante du bruit des lointaines batailles, et où la culture intellectuelle ne fut l'apanage que de rares privilégiés. Instruire les aveugles, les faire participer à notre vie sociale, eût paru dans ces temps d'ignorance un rêve irréalisable. Ce rêve devait cependant devenir cinq siècles plus tard une admirable réalité !

Un soir de l'année 1873, un homme dont le nom restera dans l'histoire comme celui d'un grand bienfaiteur de l'humanité, Valentin Haüy, né à Saint-Just (Oise), en 1745, assistait par hasard, dans un café de barrière, à l'exhibition de quelques pauvres aveugles qui, placés devant un pupitre, exécutaient un concert discordant, au milieu d'une foule de badauds, qui riaient à gorge déployée de la singularité de ce spectacle et des contorsions bizarres des malheureux livrés en pâture à leurs amusements. Haüy, ému de pitié, lui, ne riait pas. Écoutons-le, du reste, traduire lui-même ses impressions :

« Une nouveauté d'un genre particulier atti-
« rait, il y a plusieurs années, un concours de
« monde, à l'entrée d'un de ces lieux de ra-
« fraîchissements placés dans des promenades
« publiques, où d'honnêtes citoyens venaient
« se délasser un instant vers la chute du jour.

« Huit à dix pauvres aveugles, des lunettes
« sur le nez, placés le long d'un pupitre qui
« portait de la musique, y exécutaient une
« symphonie discordante qui semblait exciter

« la joie des assistants. Un sentiment tout dif-
« férent s'empara de notre âme, et nous con-
« çûmes dès l'instant la possibilité de réaliser,
« à l'avantage de ces infortunés, des moyens
« dont ils n'avaient qu'une jouissance appa-
« rente et ridicule. L'aveugle, nous dîmes-
« nous à nous-même, ne connaît-il pas les ob-
« jets à la diversité de leurs formes? Se mé-
« prend-il à la valeur d'une pièce de monnaie?
« Pourquoi ne distinguerait-il pas un *ut* d'un
« *sol*, un *e* d'un *f*, si les caractères sont pal-
« pables. » (Haüy, *Précis historique,* p. 119.)

Puisque l'aveugle ne peut s'instruire par les
yeux, il s'instruira au moyen de ses doigts. Le
toucher remplaçant la vue, voilà la vraie découverte marquée au coin du génie!

Peu de temps après cette mémorable soirée,
pendant qu'Haüy mûrissait son idée et cher-
chait les moyens d'atteindre son but, une pia-
niste de Vienne, en Autriche, Mlle Paradis,
aveugle dès l'âge de deux ans, vint à Paris où
elle donna un concert spirituel qui obtint un
très grand succès. Valentin Haüy était au
nombre des auditeurs. Cette éminente virtuose,

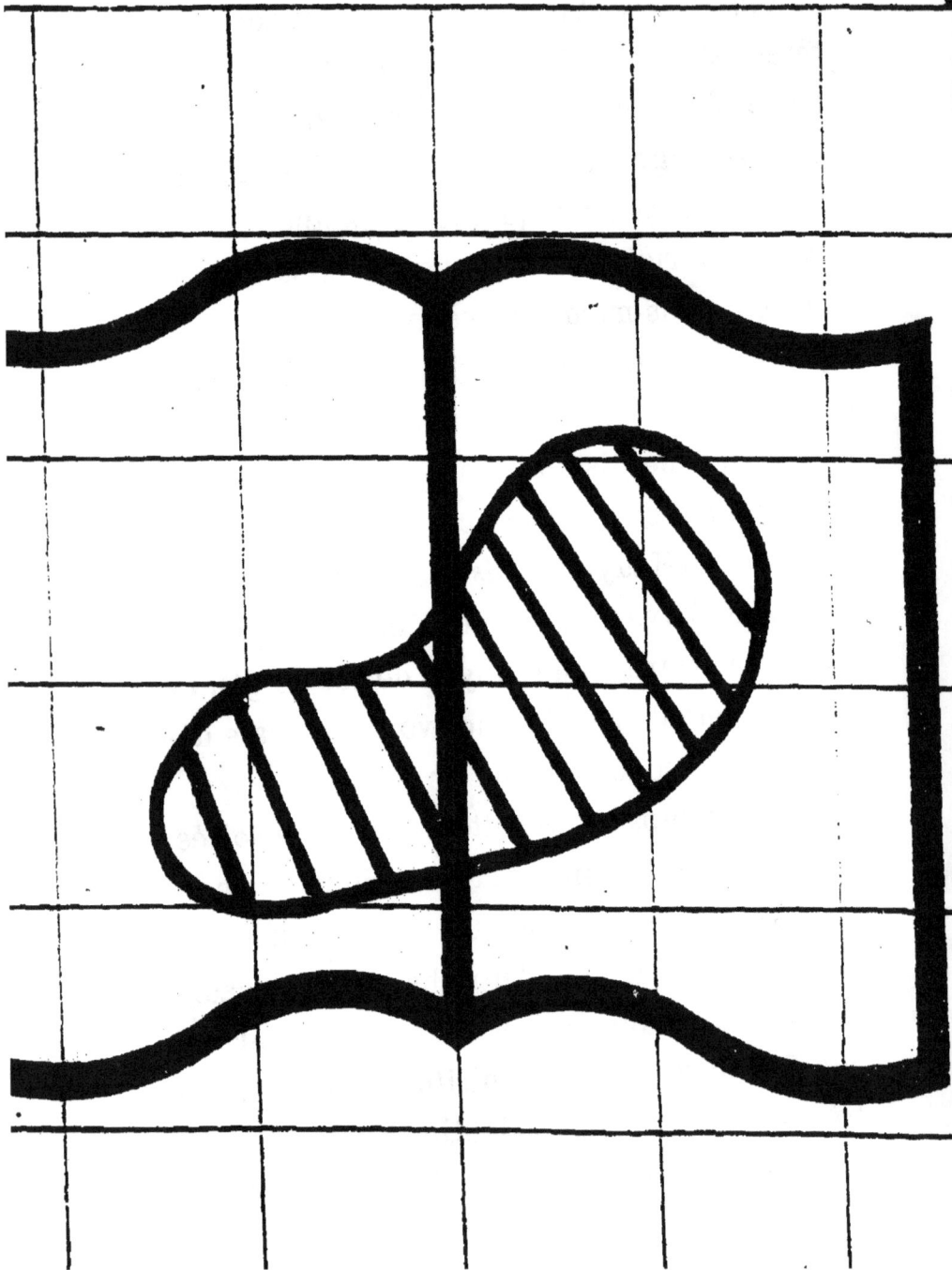

qui possédait un grand talent pour la composition musicale, se servait, pour écrire ce qu'elle
composait, de longues épingles piquées sur de
grandes pelotes et dont la disposition figurait
les accords et les notes. Ce procédé, employé
par Mlle Paradis, pénétra plus encore Haüy de
l'idée qu'il avait conçue de remplacer la vue
par le toucher dans l'éducation des aveugles.

Pour réaliser l'application de ce principe, il
imagina un système de caractères en relief,
séparés et mobiles, avec lesquels il imprima
les livres qu'il composait lui-même. Grâce à
la sensibilité exquise de la pulpe du doigt,
l'aveugle, en suivant le relief de ces caractères, devait lire comme avec le secours de ses
yeux.

Le premier élève d'Haüy fut François Le-
sueur, né à Lyon le 5 août 1766, aveugle de
naissance, et qui mendiait sur la porte des
églises de Paris pour donner du pain à sa mère
indigente. Après avoir reconnu les aptitudes
vraiment remarquables de ce jeune enfant, il
l'emmena chez lui et commença son éducation.
Les progrès réalisés par cet élève intelligent

furent si rapides, que peu de temps après Haüy obtenait la faveur de le présenter au roi et à ses ministres, de Vergennes, de Calonne, de Breteuil et de Miromesnil. Louis XVI, émerveillé des résultats obtenus, lui accorda aussitôt une subvention pour l'enseignement de douze élèves aveugles, et un local, qui fut le berceau de l'institution, fut loué au n° 18 de la rue Notre-Dame-des-Victoires. Mais la subvention n'était pas bien grande, chaque aveugle ne recevant que douze livres par mois; et c'est avec ces modestes ressources qu'Haüy, nommé directeur, dut parer à tout.

Bientôt, la nouvelle de la fondation d'une œuvre si philanthropique, pour employer un mot de l'époque, fut connue de tout le monde et excita partout la sympathie et le désir d'être utile à ces infortunés. Le 19 février 1785 l'Académie royale de musique donna un concert à leur bénéfice. Sur l'avant-scène, les premiers sujets du chant et de la danse, qui avaient pris part à cette fête de bienfaisance étaient assis, et au-dessous d'eux on avait placé les enfants aveugles, au nombre de quinze, qui émerveillèrent l'assistance par leurs exercices. Des bandeaux avaient été posés sur leurs yeux pour que l'aspect de ces organes déformés et altérés par la maladie ne produisît par une impression désagréable sur les nerfs délicats des dames de la cour.

Deux ans plus tard, en 1787, les progrès réalisés par ces jeunes élèves dans l'étude de la musique étaient tels, que, sous la direction du compositeur Gosset, leur maître, ils purent exécuter, à l'église Saint-Eustache, une messe dont on parla dans tout Paris. Déjà l'enseignement de la musique avait pris dans l'éducation des aveugles l'importance qu'il a toujours conservé.

Mais l'heure des rudes épreuves venait de sonner, et la récente institution, à peine sortie du berceau, allait subir le contre-coup des événements politiques de 1789, qui bouleversèrent si profondément notre patrie. D'abord, l'Assemblée nationale commençait par décréter, en 1791, qu'elle serait transférée, sous le nom d'*Institution des Aveugles-Nés*, au couvent des Célestins, et réunie dans le même

local à celle des sourds-muets. Mais cette fu-
sion ne fut pas de longue durée ; l'expérience
ne tarda pas à en montrer les inconvénients ;
aussi, quelques mois après l'institution était-
elle transférée rue des Lombards, à la maison
Sainte-Catherine. Les ressources qui servaient
à son entretien étaient très modiques alors.
Son budget de 13,000 francs par an devait
suffire pour assurer l'existence à dix-neuf
professeurs et à leurs élèves, dont l'Assemblée
constituante avait fixé le nombre à quatre-
vingt-six ; un pour chaque département. Bientôt même, cette modeste subvention ne fut plus
payée qu'en assignats, dont l'énorme et rapide
dépréciation plongea l'institution dans le plus
affreux dénuement. Pour ne pas laisser mou-
rir de faim tout son intéressant personnel,
Haüy eut l'idée d'exploiter l'imprimerie qu'il
avait organisée dans sa maison.

La Convention nationale voulut, à son tour,
faire quelque chose pour relever l'institution
en détresse. Mais, cette fois, faisant bon mar-
ché des intérêts et de l'avenir de l'aveugle intelligent et susceptible d'acquérir des connais-

sances, elle n'organisa qu'un simple atelier d'apprentissage sous le nouveau titre d'*Ecole des Aveugles travailleurs*, limitant ainsi tout l'enseignement aux professions manuelles. Des bourses furent créées pour les pensionnaires; des secours leurs furent promis au moment de leur sortie. Mais la Convention ne paya pas mieux que l'Assemblée nationale; de telle sorte que la misère de cette institution ne fit que s'aggraver encore jusqu'au moment où un arrêté des Consuls du 29 pluviôse an XI, la réunit par économie à l'hospice des Quinze-Vingts. En même temps, cet arrêté supprimait purement et simplement les fonctions de directeur de Valentin Haüy, qui mourut bientôt après abreuvé de chagrins.

Jusqu'en 1815, ces pauvres déshérités restèrent ainsi accolés à des mendiants, et ce fut un temps de recul et de décadence absolue. L'institution, sans plus de méthodes d'enseignement et sans direction aucune, tomba alors dans une période de marasme qui laissait entrevoir une ruine complète. Le gouvernement de la Restauration empêcha cet écroulement.

Le 8 février 1815, le docteur Guillié, directeur de l'hospice des Quinze-Vingts, sollicita et obtint une ordonnance royale qui prononça la séparation des deux maisons. Cette ordonnance rendit à l'œuvre son titre définitif d'*Institution des jeunes Aveugles*; qui fut transférée rue Saint-Victor, dans les bâtiments du collège des Bons-Enfants, un an après, le 20 février 1816.

Sous l'inspiration de son directeur, le docteur Guillié, l'institution se releva vite de ses ruines. Son successeur, le docteur Pugnier, vaillamment secondé par le second instituteur, Dufau, aveugle et professeur à l'école depuis vingt-cinq ans, eut la satisfaction de voir ses progrès grandir de jour en jour. Après 1830, l'institution avait repris son ancienne prospérité, sous la surveillance de Dufau, devenu directeur à son tour, et de son collaborateur Guadet. Ce fut alors que le gouvernement du roi Louis-Philippe, ordonna la construction d'un superbe établissement, qui fut élevé sur les plans de l'architecte Philippon, sur le boulevard des Invalides, au coin de la rue de Sèvres et où l'*Institution des jeunes Aveugles*, fut définitivement transférée au mois de novembre 1843. Une magnifique statue de Valentin Haüy, fut dressée dans la cour d'honneur, devant la façade principale ; hommage bien mértté, rendu à ce grand bienfaiteur de l'humanité, mort peut être en désespérant du succès et de l'avenir de son œuvre !

Mais, non ! cette œuvre si belle, éclose sous l'inspiration d'un élan de charité sublime, ne devait pas sombrer. Loin de là, car l'impulsion donnée par notre chère France au lieu de s'arrêter et de rester stérile, allait porter ses fruits. Déjà, en 1791, un Anglais, Pudsey Dawson, émerveillé des résultats obtenus par Haüy, fondait à Liverpool, à l'aide de souscriptions volontaires, un établissement aujourd'hui florissant. Huit ans plus tard, en 1799, Londres voyait s'élever, toujours à l'aide de dons particuliers, une institution créée sur le même modèle que celle de Liverpool. Puis, enfin, les villes de Bristol, d'Yorck, de Norwick, de Manchester, construisaient à leur tour de semblables refuges pour les malheureux aveugles.

Presque en même temps que Liverpool,
Édimbourg fondait aussi son institution, une
de meilleures de l'Europe, parce qu'elle est
mixte, et a le double caractère d'une maison
d'école et de travail. Elle admet des élèves externes qui tous les matins se rendent à l'établissement, pour y suivre les cours intellectuels,
ou des leçons de travaux manuels selon leurs
aptitudes : l'âge d'admission est reculé jusqu'à
cinquante ans. Après trois années d'apprentissage, l'ouvrier travaille pour son compte.
L'institution de Glascow se rapproche, par son
règlement, de celle d'Edimbourg.

L'Angleterre ne fut pas seule à suivre l'exemple donné par la France. En 1804, Klein fondait à Vienne, en Autriche, un établissement
prospère : et bientôt de nouvelles institutions
étaient successivement ouvertes à Linz, à Pra-
gue et à Brann. La Hongrie possède également
la sienne à Pesth.

En 1806, Zeune, guidé par les conseils
d'Haüy, fonde l'établissement de Berlin, et
Knie, aveugle-né, lui-même, celui de Breslau
en 1815. Les principales villes des autres

États d'Allemagne ne tardent pas à ouvrir bientôt aussi leurs institutions. Je citerai Dresde, Freysing, Gründ, Fribourg, Hanovre, Weymar et Brunswick.

Les autres contrées de l'Europe ne sont pas restées en arrière de ce mouvement, car il existe aujourd'hui des établissements de ce genre dans toutes les capitales : à Amsterdam, à Zurich, à Bruxelles, à Bruges, à Liège, à Copenhague, à Manheim, à Saint-Pétersbourg, à Varsovie, à Padoue, à Naples, à Rome et à Constantinople.

L'Europe n'est pas la seule partie du monde civilisé, où ces admirables institutions aient grandi et prospéré. Aux Etats-Unis, on en compte actuellement de très florissantes et parmi elles, celles de Boston, de New-York et de Philadelphie. Des établissements du même modèle ont été aussi fondés dans les États d'Ohio, d'Indiana, de Virginie et de Kentucky. Il est à remarquer que dans toutes les parties de l'Union, l'instruction des aveugles est dirigée surtout vers les sections industrielles, de façon à procurer ainsi aux élèves sortis de ces divers établissements, les moyens d'utiliser fructueusement leur temps, soit en les admettant comme ouvriers à la journée, soit en les plaçant dans des maisons de travail spécialement fondées pour eux. Donc, protection et moralisation des pauvres aveugles, non seulement pendant leur séjour à l'École, mais encore au dehors.

Tel est le but que nous poursuivons aussi en France, où depuis quelques années surtout, nous voyons se constituer de nombreuses sociétés de patronage dirigées soit par les principaux fonctionnaires de l'Institution de Paris, soit par des comités composés de personnes de la plus haute société. Ces comités ne craignent pas de faire appel à la charité par tous les moyens possibles : Concerts, bals, représentations théâtrales, fêtes de bienfaisance. Leur appel est toujours entendu, et le résultat des plus fructueux. Avec ces ressources, qui s'accroissent sans cesse, des ateliers ont été créés, où les aveugles adonnés aux travaux manuels, trouvent, sous la direction et les leçons de leurs maîtres, le moyen de sub-

venir à leur existence, en confectionnant de
la brosserie commune, des filets de chasse et
de pêche, le rempaillage des chaises, la sparterie et des ouvrages faits au tour. Ceux au
contraire qui dans les premiers temps de leur
instruction ont montré une aptitude pour la
musique, sont perfectionnés dans cet art et
après leur éducation complète sont placés en
qualité de professeurs de musique, d'organistes, d'accordeurs de pianos.

Il est permis de juger, d'après celte rapide
esquisse, des progrès réalisés depuis un siècle
dans la voie de l'assistance matérielle et de
l'amélioration morale et intellectuelle de ces
pauvres déshérités. La semence jetée par Valentin Haüy a donc été féconde, et les résultats
obtenus bien consolants pour l'humanité. C'est
dans notre pays surtout, qui a vu naître cette
œuvre sublime d'un grand cœur, qu'il faut
compter ces résultats et les admirer. Car, en
dehors de la grande institution de Paris, la
mère et le modèle de toutes celles du monde
entier; en dehors de ces maisons de secours et
de ces ateliers d'apprentissage fondés et entre-

tenus par la charité, bien d'autres villes de France, dont le nombre croîtra certainement encore, abritent, dans des établissements semblables, de pauvres aveugles, qui trouvent là leur pain de chaque jour et l'instruction qui les rendra plus tard à la vie commune. Je citerai les institutions de Lille, de Lyon, de Rodez, de Marseille, de Nancy, de Soissons, de Toulouse, une des dernières, mais qui peut aujourd'hui disputer le premier rang à ses sœurs de la province. Déjà, des rameaux sortis de cette tige vigoureuse ont été transplantés à Saintes et à Bordeaux.

C'est l'histoire de cette Institution des Jeunes-Aveugles de Toulouse que je vais retracer dans les pages suivantes.

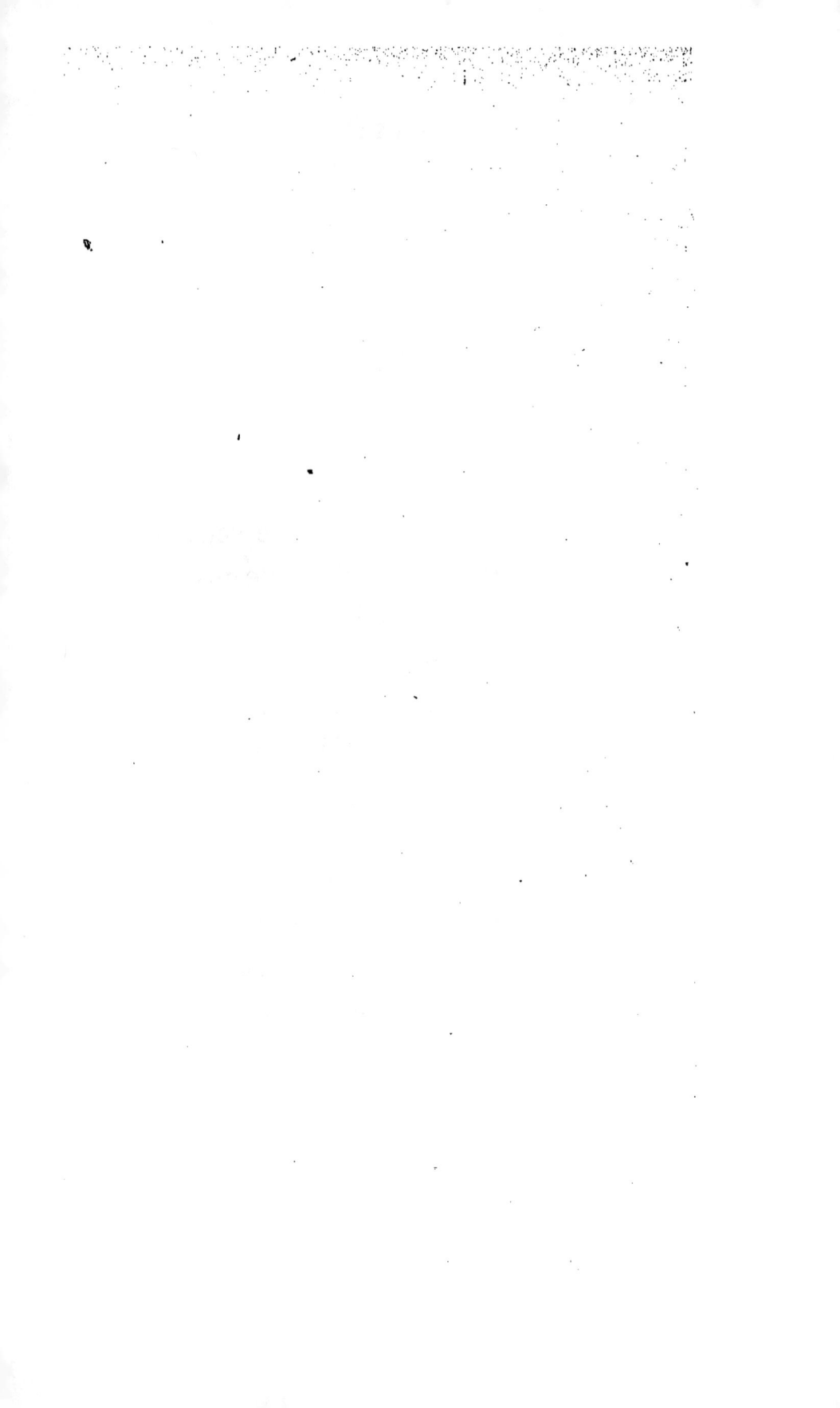

III

En commençant ce chapitre, je veux reconnaître quelle exactitude et quelle précision a
donné à mes souvenirs la lecture des documents recueillis presque jour par jour, depuis
la fondation de l'Institution, par la Sœur
Edwige Portalet, qui préside à ses destinées
depuis la première heure. Que n'ai-je pu lui
céder la plume en ce moment! Mais l'impression de ce journal longuement détaillé, eût
peut-être étendu trop loin les limites de ce
livre : j'ai dû me contenter donc de reproduire
sommairement les faits qui y sont consignés.
Il me reste le vif regret de priver les amis des
aveugles de la lecture de ces pages écrites

avec l'esprit et 1 · cœur de cette femme distin-
guée.

Le 24 juin 1866, à trois heures de l'après-
midi, arrivaient à Toulouse les fondateurs de
l'Institution actuelle, ouvriers généreux de la
première heure, qui devaient ensemencer et
cultiver ce champ devenu si fertile. C'étaient :
le R. P Dassy, directeur de l'institution des
Jeunes-Aveugles de Marseille, accompagné de
trois Sœurs de l'Immaculée-Conception : Sœur
Portalet, la supérieure actuelle; Sœur Mélanie-
Albert, et Sœur Marie Suppey. Deux enfants
aveugles étaient avec elles : Joséphine Viala,
aujourd'hui professeur dans la maison, et Virginie Gioan. Ces six personnes s'installaient, à
leur arrivée, dans une modeste maison de la
rue Valenciennes, 8, manquant à peu près de
tout, et n'ayant d'espoir qu'en la Providence.

Le premier soin du R. P. Dassy fut d'aller,
dès le premier jour, placer le berceau de sa
nouvelle fondation sous le haut patronage des
autorités ecclésiastiques et gouvernementales.
L'accueil qu'il reçut de la part de Mgr l'Archevêque de Toulouse, de M. de Pous, vicaire

général, et de M. le baron Dulimbert, préfet
de la Haute-Garonne, fut des plus sympathi-
ques. Tous promirent de prêter leur concours
le plus actif à une œuvre si intéressante et si
charitable. Aussi, plein de confiance, il repar-
tait huit jours après pour Marseille, laissant
aux soins de la bonne Sœur Portalet la direction de l'Institution naissante et une modeste
avance qui, hélas! ne pouvait durer bien
longtemps.

Le 2 juillet, la première élève était admise
dans le modeste établissement de la rue Valenciennes; c'était Maria Gourdy, pauvre enfant aveugle, de Toulouse, qui, aujourd'hui,
après avoir reçu une éducation complète, est
professeur de musique à l'institution de Saintes, tout récemment fondée. Elle devait bientôt
trouver des compagnes.

Le 15 août, un homme dont le souvenir vivra
toujours dans le cœur des malheureux aveugles qu'il a aimés et secourus, et dont la mémoire nous est bien chère, le colonel Lapeyre,
un vétéran de nos grandes guerres, passant
par hasard dans la rue Valenciennes, voulut

visiter ce modeste établissement, qu'il ne connaissait pas encore. Le colonel, homme énergique et très religieux, comprit à l'instant tout le bien qu'il y avait à faire là, et, dans un bel élan de charité, résolut en même temps d'être le protecteur de cette œuvre naissante. Il se fit humble et quêteur, pour venir en aide à ces pauvres déshérités ; il chercha de nouveaux élèves, et c'est grâce à ses soins, à ses instances réitérées auprès des pouvoirs publics et des personnes fortunées de la haute société toulousaine que l'Institution comptait, au 1er janvier 1867, dix élèves, deux garçons et huit filles, entretenus par des dons de toute sorte, offerts par la charité privée et la bienfaisance, et par des subventions données par la ville, par le département et l'hospice. Une pressante demande de secours adressée à la commission municipale qui siégeait à cette époque fut prise en sérieuse considération. M. Courtois de Viçose, délégué par ses collègues pour étudier la question, fit un rapport très favorable et tel qu'on devait l'attendre d'un homme si profondément dévoué aux

malhenreux, et dont la charité est connue
partout. La commission accorda aussitôt deux
demi-bourses. Le Conseil général, sollicité à
son tour, ne promit cette fois que son appui
moral.

En même temps, le colonel Lapeyre, toujours infatigable pour faire le bien en faveur
de l'établissement dont les ressources étaient
encore si précaires, organisa une souscription
qui produisit un total de 3,000 francs. Mᵍʳ l'Archevêque de Toulouse voulut bien recomman-
der par une lettre diocésaine cette charitable
souscription. A son tour, l'administration du
Bureau de bienfaisance voulut aussi participer
alors à cette œuvre d'humanité. Elle donna
100 francs par année, du pain, le combustible
et les médicaments nécessaires pour subvenir
aux exigences du traitement des jeunes mala-
des, dont j'avais la direction.

Ainsi grandissaient dans le cœur des fondateurs de notre Institution le courage et la confiance dans un avenir prospère. Le colonel
Lapeyre avait pris énergiquement en mains la
cause de ces pauvres enfants; ceux qui con-

naissaient son dévouement et sa charité sa-
vaient bien qu'il ne pouvait que la gagner.
Pour leur donner encore un nombre plus grand
de protecteurs directs et intéressés, il organisa
un Comité de surveillance composé de quinze
membres, pris parmi les hommes les plus in-
fluents et les plus recommandables de Toulouse.

En 1867, la commission municipale, sollici-
tée de nouveau, votait encore deux bourses.
Cette année, une seconde demande fut adressée au Conseil général dans sa session de mai;
elle donna, cette fois, de meilleurs résultats
que la première. Trois membres du Conseil furent délégués par leurs collègues pour visiter
l'établissement. Les conséquences de cette vi-
site fut le vote par l'assemblée de quatre demi-
bourses.

Au mois d'octobre de cette même année, à
la rentrée des élèves, la modeste maison des
premiers jours, de la rue Valenciennes, était
devenue insuffisante pour les abriter. Il fallut
s'agrandir en louant un immeuble voisin pour
y placer les garçons. Huit nouveaux enfants

étaient, en effet, venus augmenter cette intéressante famille, quatre garçons et quatre
filles, la plupart originaires des départements
limitrophes.

Ces progrès si rapides, réalisés par l'institution dans un temps si court cependant, et le
nombre croissant des élèves laissait entrevoir
que bientôt cet espace même deviendrait trop
restreint pour donner un asile convenable à
tous ces jeunes enfants venus de divers points
de la France. Plusieurs départements avaient,
en effet, voté des bourses et des demi-bourses
pour subvenir à l'entretien des élèves qu'ils se
proposaient de faire admettre à l'Institution
de Toulouse. Dans cette prévision, le colonel
Lapeyre, d'accord avec la commission administrative, ne craignit pas d'adresser à la ville
la demande d'une allocation de 40,000 francs
pour acheter un terrain sur lequel s'élèverait
un établissement suffisant. Cette demande,
formulée avec une décision toute militaire,
étonna la commission municipale, qui pourtant nomma une sous-commission pour l'exa-
miner. Grâce au bon vouloir de tous ses mem-

bres, que le bon colonel ne cessait d'implorer en faveur de ses petits aveugles, cette somme fut votée à l'unanimité, dans la session de l'année 1868, et il fut convenu qu'elle serait payée dans l'espace de dix ans par annuités de 4,000 francs. L'*Institut des Jeunes Aveugles de Toulouse* allait donc posséder bientôt un refuge dans un local digne d'elle, et son avenir paraissait désormais assuré.

En attendant que l'emploi de la somme allouée par la commission municipale pût être réglé et que le nouvel établissement fût construit, il fallut bien se résoudre à quitter le premier asile de la rue Valenciennes, devenu à cette heure beaucoup trop exigu. La Commission administrative loua alors pour trois ans une maison plus vaste dans la rue des Greniers, à l'angle de la rue Riquet, et, le 2 juillet, les jeunes aveugles sortaient de cette demeure, qui avait été le berceau de leur institution, pour s'installer dans leur nouveau logement, il faut le dire, fort modeste et fort mal aménagé.

Pendant que s'accomplissaient ces divers

événements, le R. P. Dassy, malgré son éloi-
gnement, dirigeait toujours l'Institution. Mais
en dépit de son zèle et de sa bonne volonté,
cette question de résidence éloignée devait fa-
talement amener des difficutés entre la commission administrative et lui dans la marche
régulière de l'œuvre. Le Comité comprenant la
nécessité de l'influence d'une action plus im-
médiate résolut de faire part au R. P. Dassy
de cette fâcheuse situation, et lui proposa une
transaction honorable qu'il accepta. Le Comité, dès lors complètement maître de ses
actes, se chargea de l'administation de l'Institution sous la direction du colonel Lapeyre.
Trois Sœurs furent rappelées à la maison-
mère de Marseille ; il ne resta plus à Toulouse
que la Supérieure, Sœur Hedwige Portalet, et
son assistante, Sœur Marie-Françoise Loyer.

Cette même année neuf élèves nouveaux,
sept garçons et deux filles, avaient été admis
au nombre des pensionnaires.

Une importante formalité restait encore à
remplir pour assurer l'avenir de cette œuvre :
c'était de faire reconnaitre l'*Institution des*

Jeunes-Aveugles de Toulouse comme établissement d'utilité publique. Une demande fut donc adressée dans ce but, bientôt suivie par un décret rendu le 5 mai 1869, rapidement obtenu à l'aide du bienveillant concours de M. le comte d'Ayguesvives, député de la Haute-Garonne. En même temps, sur les instances de M. le baron de Malaret, son président, le Conseil général votait 10,000 francs pour concourir à là construction du nouvel établissement. Les terrains, sur lesquels il devait être édifié, furent aussitôt acquis rue Montplaisir; l'adjudication des travaux avait lieu peu de jours après.

Quels progrès accomplis pendant les trois années à peine écoulées! et que les premiers jours de l'Institution et son pauvre asile de la rue Valenciennes semblent déjà loin! Et tout cela grâce à l'impulsion donnée par un homme au cœur d'apôtre, secondé par un conseil d'administration actif et dévoué.

Malgré les légitimes préoccupations occasionnées par les soins matériels si indispensables, la culture intellectuelle de ces pauvres

enfants n'avait pourtant pas été négligée, bien
au contraire. Aussi, les progrès réalisés dans
l'éducation des jeunes aveugles avaient été,
pendant cette période de temps, si rapides et
si satisfaisants, qu'il fut décidé de rendre le
public juge de si beaux résultats dans une dis-
tribution de prix solennelle. Elle eut lieu le
20 août 1869, dans la salle des Illustres, au
Capitole, avec le concours d'une excellente
musique militaire. M. l'abbé de Pous, vicaire
général, présidait cette fête de famille où se
pressaient plus de cinq cents personnes. Différents exercices intellectuels eurent lieu, qui
émerveillèrent l'assistance ; ces jeunes enfants
jouèrent ensuite deux scènes, couverts par de
chaleureux et unanimes applaudissements.
Depuis lors, chaque année, à la fin de leurs
cours, les pensionnaires de l'Institution rendent leurs parents et leurs bienfaiteurs témoins
de l'instruction acquise. Depuis quelque temps
la fanfare organisée par le professeur de musique de l'établissement vient donner un attrait
de plus à ces intéressantes réunions.

L'Année terrible venait de s'ouvrir et, avec

elle, allaient bientôt se déchaîner les sinistres
tempêtes qui désolèrent notre chère patrie,
abreuvée du sang de ses enfants et mutilée par
l'arrachement de deux de ses plus belles provinces. Cependant la vie de l'Institution ne fut
pas modifiée durant ces terribles épreuves, et
les sympathies qui lui étaient depuis longtemps
acquises ne lui firent pas défaut ; ses bienfaiteurs ne l'abandonnèrent pas ; au contraire,
les travaux de construction du nouvel établissement étaient menés avec tant d'activité que
les dispositions parurent assez convenables
pour pouvoir y installer tout le personnel le
1er octobre 1871.

Le digne colonel Lapeyre ne devait pas
jouir longtemps des fruits de sa sollicitude et
de son affection pour ces pauvres enfants ; les
malheurs de la France avaient brisé ce cœur
de soldat. Le soir du 18 mars 1872, en reve-
nant d'inspecter les travaux encore en cours
d'exécution, il s'affaissa brusquement sur lui-
même en descendant les marches de pierre de
la porte de l'établissement. Deux membres du
conseil d'administration heureusement pré-

sents purent le soutenir à temps et le firent
aussitôt transporter chez lui. Malgré les soins
empressés qui lui furent prodigués par les médecins et par la tendre sollicitude de sa fille,
sa seule compagne, la paralysie ne cessa pas
de faire de rapides progrès jusqu'au moment
où la mort le fauchait, le 5 avril. La ville de
Toulouse perdit en lui un homme de bien; les
pauvres aveugles, un père et un ami dévoué;
l'Institution tout entière surtout, son généreux
et ardent protecteur, dont la constante et charitable impulsion l'avait depuis la première
heure lancé et soutenu dans la voie du progrès.
Quelques jours après, la Commission administrative se réunissait pour combler cet immense
vide, et donner un successeur au regretté colonel Lapeyre. Tous les suffrages se portèrent
sur M. Deyres, conseiller à la Cour d'appel,
chevalier de la Légion d'honneur, le directeur
actuel.

Il ne restait plus en ce moment, pour compléter l'établissement de la rue Montplaisir,
qu'à construire une chapelle vaste et commode
et dans laquelle la population du quartier

pourrait se rendre pour assister aux offices religieux. Le 25 juin 1872 on procéda à l'adjudication des travaux, et cette chapelle, rapidement édifiée, était bénite et consacrée par M⁀ʳ l'archevêque de Toulouse, assisté de M⁀ʳ d'Outremont, évêque d'Agen, le 18 février de l'année suivante.

Depuis ce temps, l'*Institution des Jeunes-Aveugles* n'a cessé de prospérer et de grandir, et le nombre de ses protecteurs n'a fait que s'accroître. Au mois de mai 1874, un Comité de dames patronnesses fut institué, sous la direction de Mᵐᵉ de Salignac-Fénelon. Les quêtes et les loteries, organisées plusieurs fois par ces dames charitables, ont été une mine précieuse et abondante de ressources pour l'établissement. En même temps le personnel de l'Institution s'accroissait aussi sans cesse, au point qu'il fallut bientôt séparer les postulantes et l'ouvroir des jeunes filles du reste des pensionnaires. Un local, situé non loin de la maison-mère, leur servit provisoirement de refuge, et l'installation eût lieu le 24 août 1876. Aujourd'hui, le noviciat et l'ouvroir des jeunes

aveugles, ainsi qu'un externat pour les enfants
du quartier, sont définitivement organisés dans
un bel etablissement, bâti sur un terrain acheté
dans la même rue, et voisin de l'Institution.

Tels sont les faits les plus importants que
j'ai cru devoir signaler en composant l'histoire de notre Institution, depuis son modeste
berceau de la rue Valenciennes, jusqu'aux
jours de sa prospérité actuelle. Dix-sept années se sont à peine écoulées entre ces deux
périodes, et pourtant cent vingt-sept enfants
déjà, soixante-sept garçons et soixante filles,
ont trouvé dans son sein, sous l'œil tutélaire
de nos bonnes Sœurs, tous les soins matériels
et les bienfaits de l'instruction. Plusieurs de
nos jeunes élèves, après une éducation complète, ont aujourd'hui dans le monde une situation qui les met à l'abri du besoin. Les uns
sont professeurs de musique, organistes ou
accordeurs de pianos ; les autres, moins favorisés sous le rapport intellectuel, se procurent
le pain quotidien en exécutant les travaux
manuels qu'on enseigne dans l'établissement.
Leurs frères nouveaux venus, encouragés par

l'exemple et les succès de leurs devanciers,
attendent à leur tour le moment de faire va-
loir ce qu'ils auront appris, aux leçons de leurs
professeurs, par les procédés si intéressants
d'enseignement que je vais faire connaître,
après avoir dit un mot du régime intérieur de
la maison.

IV

*L'Institution des Jeunes-Aveugles de Tou-
louse*, construite sur les plans de l'architecte
Delort, s'élève aujourd'hui dans la rue Montplaisir, une des nouvelles voies, qui relient les
bords du canal du Midi, ombragés par des pla-
tanes séculaires à la Grande-Allée. A proxi-
mité du Jardin des Plantes et des magnifiques
promenades fraîches et fleuries qui embellissent
ce quartier de la ville, elle présente les conditions hygiéniques les plus désirables, surtout
sous le rapport de l'abondance et de la pureté
de l'air, ce *pabulum vitæ*, si indispensable à
la régénération du sang de ces pauvres enfants
dont le plus grand nombre à subi dès leur
entrée dans la vie la terrible empreinte du
lymphatisme et de la scrofule.

L'ensemble des constructions dont on peut
facilement se figurer les dispositions, en évo-
quant par la pensée la forme de la lettre
H de notre alphabet, se compose d'un corps
principal, bâti parallèlement à la rue et flan -
quée de deux ailes se prolongeant en avant et
en arrière de ce corps. Les prolongements
antérieurs sont reliés par une belle grille,
circonscrivant ainsi avec la façade principale
et les ailes, la cour d'honneur, au centre de
laquelle s'élève la statue de Valentin Haüy,
fidèle reproduction de celle qui orne l'entrée
de l'Institution des Jeunes-Aveugles de Paris.
Les prolongements postérieurs réunis entr'eux
par un mur élevé, limitent les cours de récréation, celle des garçons et celle des filles,
séparées entr'elles par la chapelle, bâtie parallèlement à ces deux ailes, et dont la porte
s'ouvre au centre du corps principal, au milieu du vestibule d'entrée, auquel donnent
accès trois larges dalles de pierre. A droite
et à gauche de ce vestibule se trouvent les
parloirs, puis deux longs corridors qui abou-
tissent aux deux ailes de l'établissement, celle

de droite consacrée aux filles, celle de gauche aux garçons. Au rez-de-chaussée sont placées aussi les salles d'étude, et les salles de réunion pour le conseil d'administration ou la communauté, les cuisines et les réfectoires.

Au premier étage, se trouvent de grands dortoirs larges et bien aérés, et les chambres des Sœurs : d'immenses galetas couronnent l'édifice.

Un vaste jardin potager clos par des murs élevés appartient aussi à la maison, dont il n'est séparé que par un terrain complanté d'arbres, et sur les côtés duquel sont construits différents bâtiments, indispensables à l'institution, tels que buanderie, ateliers de repassage, salle de bains, etc.

L'Institution des Jeunes-Aveugles, est placée sous le haut patronnage de Son E. le Cardinal Archevêque de Toulouse et de M. le Préfet de la Haute-Garonne, président d'honneur du comité. Ce comité composé de quinze membres, est chargé de la direction de l'établissement. Nommé à l'origine par M. le Préfet, il est depuis lors renouvelé tous les ans par tiers et au scrutin : les membres sortant sont rééligibles indéfiniment. Le conseil d'administration est choisi parmi les bienfaiteurs de l'œuvre, et nomme lui-même le Directeur, investi de la surveillance intérieure de la maison. Un aumônier et un médecin complètent le personnel fixe de l'institution : tous ces fonctionnaires divers, résident au dehors.

L'Institution des Jeunes-Aveugles de Toulouse, comptait au mois de juillet de l'année actuelle (1884), soixante-quatorze élèves, quarante garçons et trente-quatre jeunes filles. Quatorze sœurs sont placées auprès de ces pauvres enfants. Les unes, comme de tendres mères, leur prodiguent les soins les plus vigilants les servent à table et les surveillent dans leurs dortoirs ; les autres sont leurs institutrices dévouées ; celles-ci sont toutes munies de leur brevet de capacité. Il y a, en outre, trois professeurs aveugles ; deux demoiselles pour les filles et un homme pour les garçons. Ces trois professeurs aveugles enseignent plus spécialement la musique. Les tourneurs reçoivent les leçons de M. Méricant, et sous son habile direction confectionnent des ouvrages, qui ne le cèdent en rien en perfection à ceux sortis des mains des voyants.

Depuis cette année, pour des raisons d'ordre et de discipline, une modification importante a été apportée dans l'institution : les garçons sont depuis la rentrée, complètement séparés des filles. Ceux-ci, cantonnés dans l'aile gauche de l'établissement, restent désormais sous la direction d'un surveillant général et de M. l'aumônier : un domestique est chargé de donner ses soins aux jeunes enfants à table et au dortoir. Les Sœurs ont aussi cessé de leur donner des leçons : leurs instituteurs ne seront plus à l'avenir que des professeurs aveugles eux-mêmes. La haute administration ainsi modifiée, reste toujours cependant entre les mains de la Supérieure aidée de ses sœurs qui ne s'occuperont plus désormais que des filles.

Ces soixante-quatorze élèves dont l'âge varie entre six et vingt et un ans sont tous pensionnaires boursiers ou demi-boursiers : bien peu payent la pension complète, et de leurs deniers, car ces intéressants enfants ont presque tous, dès les premières heures de leur existence, connu l'infortune et la misère. Ils sont adressés à l'institution et entretenus par seize départements : la Haute-Garonne, le Gers, l'Ariège, les Basses-Pyrénées, les Hautes-Pyrénées, les Pyrénées-Orientales, les Landes, la Gironde, la Dordogne, le Lot-et-Garonne, le Lot, le Tarn, le Tarn-et-Garonne, l'Aude, la Corrèze et l'Aveyron. Le prix de la pension où de la bourse est de 500 francs par an, et chaque élève doit être, en plus, muni d'un trousseau dont la composition est indiquée dans le prospectus délivré par le Directeur. Il est admis sur la présentation des pièces également désignées dans le prospectus.

L'enseignement donné dans l'Institution est en rapport avec les dispositions naturelles de chaque enfant : il a pour base la religion. Ceux dont les facultés intellectuelles sont suffisamment développées apprennent la lecture, l'écriture, la grammaire, l'histoire, la géographie, l'arithmétique, la littérature et la musique vocale et instrumentale, l'orgue et le piano surtout. Les autres beaucoup moins

favorisés par la nature, sont initiés aux travaux manuels : ils tressent les pailles pour
confectionner des chaises, fabriquent de la
passementerie, des cordes, des filets de chasse
et de pêche, enfin les ouvrages du tourneur.
Les jeunes filles sont occupés aux travaux
manuels qui conviennent à leur sexe tels que :
la couture, le tricot, le filet, la broderie sur
canevas, même avec des laines de couleurs
différentes. Leur éducation une fois terminée,
si ces pauvres aveugles au moment de leur
sortie, n'ont absolument aucun soutien dans le
monde, ils sont conservés dans l'établissement,
jusqu'au jour où leurs bienfaiteurs, où leurs
amis, pourront leur procurer une situation
suffisamment rétribuée pour leur assurer le
pain quotidien : touchante sollicitude qui a
inspiré l'idée charitable et féconde de la création d'ateliers d'aveugles.

Comment donc, ce jeune enfant, autrefois
abandonné de tous et privé de ce don si pré-
cieux, la vue, peut-il, après quelques années
d'étude, devenir l'égal du voyant par ses connaissances, et tenir sa place dans le monde?

Quel est le procédé, vraiment merveilleux, mis
en usage pour atteindre à des résultats si
beaux ? Ce procédé, je ne crains pas de le dire
ici, bien peu le connaissent, même parmi les
amis dévoués qui se trouvent souvent en rapport avec ces déshérités. Je vais donc essayer
de le faire comprendre en le décrivant aussi
clairement que possible, et je dirai comment
avec le secours de son doigt et à l'aide d'un
point en relief, base de cette méthode d'enseignement, l'aveugle peut apprendre tout ce que
l'on enseigne au voyant : la lecture, l'écriture,
la géographie, l'arithmétique et la musique.

Lecture. — Dans les premières pages de ce
livre, en parlant des origines de l'institution
des *Jeunes Aveugles* de Paris, j'ai dit que Valentin Haüy avait imaginé, pour apprendre la
lecture à ses petits élèves, de se servir de caractères en relief et mobiles, qui n'étaient autres que les lettres de notre alphabet.

L'aveugle, en promenant ses doigts sur les
reliefs de ces lettres, imprimées sur un papier
suffisamment épais pour ne pas se déchirer,

s'initiait ainsi à la connaissance de la sigifica-
tion de chacune d'elles et des mots qu'elles
formaient par leur juxtaposition. Ce procédé,
qui paraît tout naturel, fut employé pendant
les premières années qui suivirent la fondation
de l'Institution de Paris, et fut mis également
en usage par les professeurs de celles qui se
créèrent plus tard sur le même modèle que la
maison-mère. Il est presque complètement dé-
laissé aujourd'hui; quelques institutions l'em-
ploient cependant encore dans certaines parties
de leur enseignement.

Dans les premières années de ce siècle, un
professeur de l'institution des *Jeunes Aveugles*
de Paris, atteint lui-même de cecité, Louis
Braille, frappé des inconvénients de ce procédé
d'éducation, qui exigeait pour son application
des livres très volumineux, et qui, malgré l'attention et l'habitude de l'élève, amenait souvent, sous son doigt la confusion facile des
lettres, résolut de le modifier et de le rendre
beaucoup plus simple en le modifiant. Après
de longues et patientes études, il adopta, pour
atteindre son but, le point en relief. Ce point,

soit seul, soit combiné à d'autres points, mais
toujours placés sur trois lignes parallèles, devait signifier telle ou telle lettre. Il composa
alors son alphabet, usité à peu près partout
aujourd'hui, et le fit servir non seulement pour
la lecture, mais aussi pour l'écriture, la numération et l'étude de la musique. Voici, du
reste, reproduit ici, l'ingénieux système de
Braille, dont le mécanisme sera bien mieux
compris par un simple aperçu que par la meil-
leure description :

ALPHABET DE LOUIS BRAILLE

a b c d e f g h i j

k l m n o p q r s t

u v x y z ç é à è ù

â ê î ô û ë ï ü œ w

L'alphabet de Braille contient encore trois
lettres supplémentaires, mais qui ne sont pas
usitées ; elles ne se retrouvent guère que dans
les mots latins. Voici ces trois lettres et leur
représentation en points :

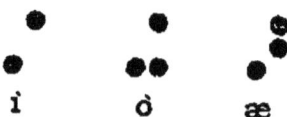

i   ó   æ

L'apostrophe et le trait-d'union, qui complètent cette cinquième série, se représentent,
le premier par le signe de la lettre *a*, le second par le signe de la lettre *c*.

Pour terminer son alphabet et rendre in-
telligible la lecture du livre soumis à l'étude
de l'aveugle, l'ingénieux inventeur dut également se préoccuper de figurer la ponctuation,
et les accidents divers qui peuvent se rencon-
trer dans le cours d'une page. Les signes qui
représentent les dix premières lettres lui ser-
virent pour cela, et il les employa ainsi :

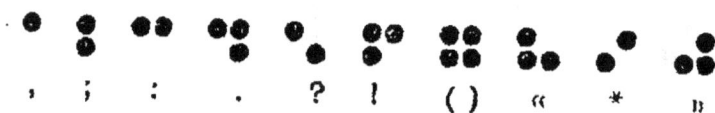

, ; : . ? ! ( ) « * »

La virgule correspond à la lettre *a*, le point et virgule à la lettre *b*, et ainsi de suite.

L'alphabet de Braille dont je viens de reproduire ici le modèle et la disposition pour mieux le faire connaître, en remplaçant, on le comprend, les points en reliefs par des points marqués à la plume, se compose de quarante lettres divisées en quatre séries de dix lettres chacune, et placées les unes au-dessous des autres dans un ordre régulier. Cette disposition par séries n'est pas arbitraire comme on pourrait le penser ; au contraire, il est facile de se rendre compte, en étudiant attentivement l'alphabet pendant quelques instants, que chaque rangée de dix lettres dérive de celle qui est placée au dessus, et que la première est le type de toutes les autres. En effet, ici, les points en relief qui représentent les lettres ne sont placés que sur la première et la seconde ligne. Dans la série au dessous, voici les mêmes points disposés pareillement mais augmentés d'un nouveau point placé sur la troisième ligne. Dans la troisième rangée, addition d'un point de plus, également sur la troisième ligne mais à droite; dans la quatrième, au contraire, suppression d'un point à gauche.

Par ces combinaisons multiples et nécessairement toutes différentes les unes des autres, pour qu'aucune confusion de lettres ne fût possible, Braille a doté l'aveugle d'un ingénieux procédé qui lui permet bientôt de lire avec rapidité et de correspondre, au moyen de l'écriture, avec ses compagnons d'infortune.

Les livres qui servent à l'instruction des jeunes aveugles sont imprimés, sur papier épais et résistant, à l'Institution de Paris, qui possède une imprimerie spéciale, et envoyés ensuite en province. Ils sont, en général, d'un grand format et traitent de toutes les matières qui font partie de l'enseignement : religion, grammaire, histoire, littérature, etc. La pression exercée au verso de la feuille accentue au recto le point en relief qui doit concourir à représenter les lettres. La phrase est écrite en commençant de droite à gauche : cette ligne, ainsi repoussée en relief, se lit par conséquent de gauche à droite comme dans les livres des voyants. Une autre singularité dans la ma-

nière d'imprimer les ouvrages consacrés à
l'instruction des aveugles est la suivante : deux
pages sur lesquelles le poinçon a poussé son
relief alternent toujours avec deux pages où le
même poinçon a dessiné son creux. Ainsi, si
la première page d'un livre, page de droite,
est marquée en relief, les pages 2 et 3 le sont
en creux; les pages 4 et 5 en relief, et ainsi
de suite. Ces précautions empêchent, paraît-il,
la destruction des volumes par l'effacement
des points.

C'est vraiment merveilleux et intéressant
à la fois que de voir ces pauvres enfants,
penchés sur les livres placés devant eux, suivre attentivement, avec l'extrémité de l'index de leur main droite, guidé par l'index de
la main gauche, qui suit toujours la ligne au
dessous, ces rangées de points et traduire l'expression cachée sous ces signes hiéroglyphi-
ques. Ceux qui sont depuis quelque temps déjà
familiarisés avec cette étude, lisent avec leurs
doigts presque aussi rapidement que le voyant
avec ses yeux.

Écriture. — Le jeune élève, une fois complètement initié à la connaissance des lettres
de son alphabet et des signes de ponctuation
que je viens de figurer plus haut, il lui devient facile de transmettre sa pensée par l'écriture, de correspondre avec un camarade
d'études et même de copier les livres dont
l'imprimerie a seule le monopole et qu'il con-
serve pour son usage particulier. Mais dans
ces cas, comment sans le secours de la vue,
espacer convenablement les lignes et les
mots, et rendre une page d'écriture aussi nette
et aussi régulière que possible? Cette difficulté
a été résolue par l'invention d'un appareil
ingénieux qui dirige sûrement la main de
l'aveugle, et lui permet d'atteindre cette netteté et cette régularité indispensables.

Cet appareil se compose d'une plaque de
zinc, rectangulaire de dimensions variables,
et encadrée dans un châssis. Cette plaque est
sillonnée dans un sens transversal de lignes en
creux excessivement rapprochées les unes des
autres, et destinées à recevoir la pointe du
poinçon pressant sur la feuille de papier. Sur

le bout de ce châssis qui retient la plaque de
zinc, s'articule, un cadre mobile se relevant
et s'abaissant à volonté, et servant, une fois
abaissé, à maintenir plus solidement en place
la feuille de papier dejà fixée sur le châssis à
l'aide de petites pointes de cuivre, légèrement
saillantes. Les deux côtés de ce cadre sont
surtout destinés à graduer et à faciliter le glis-
sement d'une grille mobile, qui sert à guider
la main de l'aveugle pour la netteté de l'impression des lettres, la régularité des lignes
et l'intervalle qui les séparent entre elles. Pour
cela le cadre est muni de petits trous à des
distances régulières, mesurant précisément
cet intervalle et dans lesquels la grille vient
se fixer au moyen de deux petits goujons de
cuivre qui servent à la maintenir immobile :
un poinçon émoussé complète l'appareil.

Cette grille, dont la longueur est nécessairement en rapport avec l'écartement des côtés
du cadre, sur lesquels elle doit glisser, a deux
centimètres de large, et se trouve divisée dans
le sens de sa lougueur par une cloison qui
réduit ainsi l'espace compris entre chaque di-

vision à un centimètre environ. Cet espace
correspond à trois des lignes gravées en creux
sur le *cliché*, ou plaque de zinc de l'appareil.
Si l'on veut bien se souvenir que Louis Braille,
en composant son alphabet, représenta les lettres par des points en relief placés sur trois
lignes parallèles, on comprendra tout de suite
l'utilité de cette division.

En assurant ainsi la régularité des lignes de
l'écriture, il fallait encore guider la main pour
arriver à l'impression nette de la lettre et du
mot. Pour atteindre ce but, cette grille a été
séparée, cette fois, dans le sens de sa largeur,
par des divisions, formant chacune un intervalle d'un demi centimètre : chaque intervalle
est destiné à recevoir la représentation d'une
lettre.

L'appareil une fois garni de la feuille de papier, assujettie entre le châssis et le cadre
mobile, et la grille mise en place, l'aveugle
saisit son poinçon de la main droite, et en
commençant de droite à gauche imprime une
lettre dans chaque division de cette grille.
Chaque mot est séparé de l'autre par l'inter-

valle d'une de ces divisions resté vide. Les
deux lignes une fois tracées, la grille est de
nouveau fixée le long du cadre à une distance
déterminée, pour assurer la régularité de l'intervalle qui doit les séparer. Lorsque le jeune
élève a complètement fini sa page d'écriture,
il détache la feuille de papier, la retourne et
contrôle, à l'aide de ses doigts, l'exactitude
de ce qu'il vient d'écrire, en suivant de gauche
à droite, les lignes de points en relief que
son poinçon vient d'imprimer en pressant
cette feuille sur les petites cannelures de la
plaque de zinc.

Ce procédé ne peut guère s'appliquer qu'à
l'usage de la correspondance de deux aveugles entre eux, ou avec des personnes initiées
à la connaissance du système de Braille. Aussi
depuis le moment où Valentin Haüy commença à s'occuper de la culture intellectuelle
de ces pauvres deshérités, beaucoup d'entre
leurs professeurs se sont efforcés de les doter
d'un moyen qui leur permît de retracer les
caractères de l'alphabet vulgaire, qui seul
pouvait les mettre en relation avec les voyants.

Mais toutes les tentatives faites dans ce but n'ont donné qu'un résultat insuffisant, parce que la plupart des appareils mis en usage, ne permettaient pas à ceux qui les utilisaient, de contrôler avec leur doigt les caractères qu'ils venaient de tracer, ce qui fréquemment apportait de la confusion dans l'écriture, par suite d'oublis, de négligences ou de distractions.

Le *raphigraphe,* inventé par M. Foucault, des Quinze-Vingts, et qui reproduit les lettres de l'alphabet ordinaire au moyen d'une série de petits points, mérite cependant une mention à part, à cause de sa précision et de son utilité pratique. Je n'essayerai pas de donner ici la description de cet appareil assez compliqué, car je craindrais de ne pouvoir me faire comprendre. Il faut l'avoir vu fonctionner pour se rendre compte de son mécanisme, et des résultats que l'on obtient par son usage, sous l'impression d'une main exercée à le manier.

On expérimente en ce moment, à l'institution des Jeunes Aveugles de Paris, un nouveau

procédé, inventé par M. de Beaufort, fonda-
teur et secrétaire général de la Société d'assistance aux mutilés pauvres, et qui paraît-il
donne dans peu de temps entre les mains des
élèves, des résultats remarquables. Ce procédé
qui porte le nom de *stylographie*, est l'art de
tracer en relief, au moyen d'un stylet à pointe
de fer ou de bois, les caractères de l'alphabet
ordinaire sur une feuille de papier. Nul doute
que si l'invention de M. de Beaufort est réelle-
ment un progrès elle ne soit bientôt adoptée
dans notre Institution.

Numération. — Le calcul, entre pour une
large part dans l'instruction donnée à nos jeunes aveugles. Dans l'exécution de cette partie
du programme de l'enseignement, l'emploi des
chiffres ordinaires, se combine souvent dans
les opérations d'arithmétique, avec l'emploi
des chiffres représentés par des points en relief. Louis Braille qui, déjà, dans son système
avait fait servir les dix lettres de la première
série pour figurer aussi la ponctuation, les a
employées cette fois encore pour désigner les

chiffres de 1 à 0. Ainsi donc la lettre *a* représente le chiffre 1, et la lettre *j* le 0.

Il fallait cependant, pour éviter toute confusion bien facile, quand on fait usage d'un
même signe pour représenter plusieurs choses
différentes entre elles, trouver le moyen de les
distinguer. Braille imagina pour cela une nouvelle combinaison de points ainsi disposée
et qu'il appela *signe des nombres*. Ce signe
doit toujours précéder une quantité quelconque pour indiquer au doigt de l'élève que les
points en relief qu'il touche, se rapportent à
des chiffres et non à des lettres. Ainsi, par
exemple, si l'on veut écrire le millésime de
l'année actuelle, ce nombre sera ainsi figuré
, et l'aveugle, prévenu par le
signe des nombres placé en avant, lira 1884,
l'*a* représentant le chiffre 1, l'*h* le chiffre 8
et le *d* le 4.

Les opérations d'arithmétique se font aussi
quelquefois à l'aide des chiffres usités par les
voyants. Voici dans ce cas comment procèdent
les jeunes aveugles avec le secours de l'appa-

reil que je vais décrire. Cet appareil nommé *planche d'arithmétique* ou bien encore *table à chiffrer*, est constitué par une caisse en zinc de forme rectangulaire et dont les rebords sont très peu élevés. Cette caisse, qui mesure 45 centimètres environ dans le sens de sa plus grande longueur, est divisée par des cloisons longitudinales et transversales en une infinité de petits casiers, ayant tous la même dimension et destinés à recevoir les prismes mobiles de cuivre, sur une face desquels sont gravés en relief les chiffres ordinaires. Ces prismes sont rangés méthodiquement dans les casiers d'un des côtés de la *table à chiffrer*, sur dix lignes de un à zéro, chaque ligne ne renfermant que des chiffres de la même valeur. Au dessous de ces dix rangées se trouvent aussi les traits qui doivent être placés avant de commencer l'opération, au-dessous des nombres donnés pour en séparer le résultat.

Sur les indications du maître, le jeune élève, avec le secours de son doigt, choisit dans le rang qu'il occupe, le chiffre qu'il entend nommer, et le place dans l'un des casiers de l'autre côté de la caisse resté vide, selon l'ordre qu'il doit occuper dans l'opération, et en se conformant, aux règles de la numération, absolument comme le voyant dispose ses chiffres sur le papier. Les nombres qui doivent servir de base à son opération une fois formés, et les traits placés en dessous, il la termine et le résultat acquis est transcrit par lui sur son cahier de devoirs, à l'aide de la méthode de Braille.

Géographie. — L'étude de la géographie est une des branches importantes de l'enseignement donné dans l'Institution des jeunes Aveugles de Toulouse, au moyen de cartes spéciales très exactes, et provenant de l'imprimerie de Paris. Ces cartes présentent sur leur surface, des reliefs plus ou moins accentués, et de formes différentes, pour traduire sous le doigt de l'élève avec toute la netteté possible, la séparation des divers États, la position des chaînes de montagnes, la direction des fleuves, la limite des provinces ou des départements, enfin les continents, les océans et les mers intérieures. Une ligne en relief très saillante, indique les bornes des territoires des diverses puissances; un relief moins prononcé et inégal, les chaînes de montagnes. Le cours des principaux fleuves est reproduit au moyen d'une ligne en relief; des points très rapprochés les uns des autres, marquent les divisions des provinces d'un même État, ou de nos départements français. Toutes les portions de la carte qui représentent les océans, les mers intérieures ou les lacs, sont rendues rugueuses par la juxtaposition de lignes saillantes très rapprochées les unes des autres et dirigées dans le sens transversal; la surface des continents est lisse et unie.

C'est en étudiant ces cartes, très ingénieuses on le voit, que l'élève parvient à graver plus profondément dans sa mémoire la leçon qu'il vient de recevoir de son professeur.

Lecture musicale. — L'enseignement de la musique au moyen de la méthode de Braille, est une des parties la plus compliquée et la plus difficile, de toutes celles qui entrent dans le programme d'instruction des aveugles. Le jeune élève, soumis à cette étude, s'effraie quelquefois des difficultés qu'il rencontre à son début; un peu plus tard, quand, par son intelligence et son assiduité, il a franchi les obstacles, elle est la partie de son enseignement qu'il cultive, au contraire, avec le goût le plus prononcé et l'attention la mieux soutenue. C'est que cet art divin est, pour ces pauvres déshérités, dont le plus grand nombre n'a jamais vu la lumière du soleil et les splendeurs de la nature, une source de jouissances intimes, les seules qu'ils aient encore connues, une distraction aux ennuis de l'heure présente, et l'espoir bien légitime, enfin, d'une situation lucrative pour les jours à venir.

Je ne veux pas entreprendre ici de transcrire en détail cette méthode, cette tâche serait trop longue et, je dois le dire aussi, l'exposition de la théorie du procédé de Braille, pourrait paraître obscure, et laisser une certaine confusion dans l'esprit du lecteur. Dans ce cas, comme dans beaucoup d'autres, il faudrait suivre l'application de ce moyen ingénieux

6

pour en bien comprendre la description, même la plus complète. Je vais donc me contenter d'indiquer les principaux points qui lui servent de base.

Comme je l'ai déjà dit quelques pages plus haut, Braille en composant son alphabet, et en remplaçant la forme des lettres ordinaires, par des points en relief qui devaient les représenter , en le divisant enfin par séries régulières et dépendantes les unes des autres, n'avait pas agi arbitrairement, et sans idée préconçue. Son plan étudié et mûri à l'avance dans son esprit. était de faire servir son alphabet à l'application de tout son système d'enseignement, et de l'utiliser même dans l'étude de la musique. Donc, d'après sa méthode, les lettres devaient représenter les notes, comme déjà elles avaient figuré les chiffres dans la numération ; et chaque série allait contribuer à indiquer la note et sa valeur dans la mesure. Voici comment l'ingénieux professeur conçut et formula son système.

Chaque série de son alphabet contenant dix lettres, nombre plus que suffisant pour écrire les sept notes d'une octave, Braille omit les trois premières lettres de chaque rangée, qu'il destina à un autre usage, et commença la gamme à la quatrième qui représente le *do* dans toutes les séries : soit le *d* dans la première; l'*n*, dans la seconde; l'*y*, dans la troisième; enfin, l'*ô*, dans la quatrième. La lettre suivante qui est la cinquième signifie donc le *ré*, et ainsi de suite pour les autres notes jusqu'à la fin de la ligne. Il fallait de plus indiquer leur valeur dans la mesure : pour cela, le rang qu'occupait chaque série lui servit de base pour cette détermination. Ainsi, le *d* de la première rangée représenta le *do* croche ; l'*n*, de la seconde, le *do* blanche; l'*y*, de la troisième, le *do* ronde; enfin, l'*ô*, de la quatrième, le *do* noire.

Il était non moins indispensable d'indiquer les figures de silence, ainsi que les signes d'altération. Braille utilisa, pour ce but, les trois premières lettres des quatre séries, qu'il n'avait pas eu besoin d'employer pour la détermination des notes, et c'est ainsi, par exemple, que l'*u* signifia demi-pause ; l'*x*, le demi-soupir;

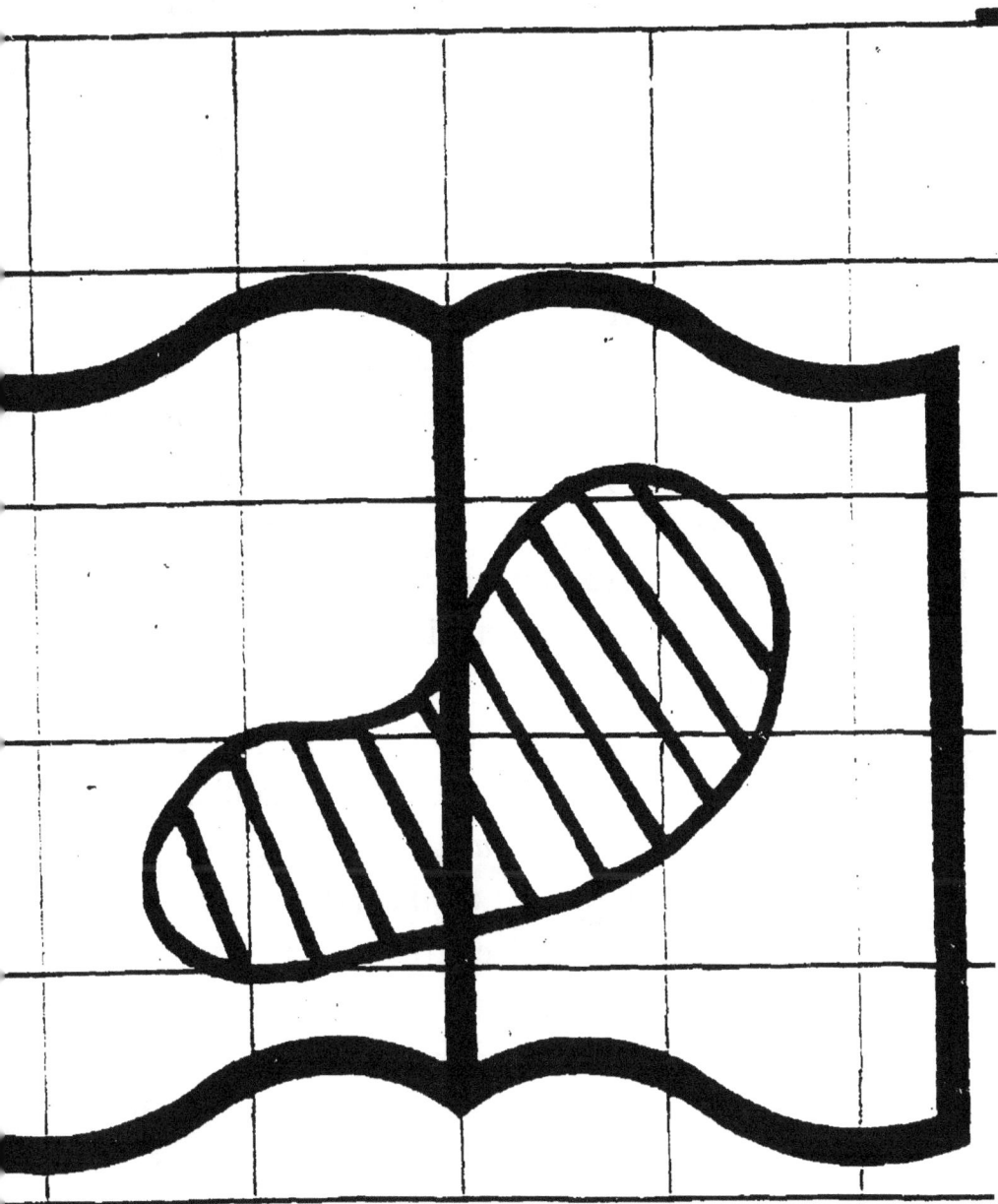

le *k,* un triolet ; l'*î,* le dièze ; l'*ê,* le bènol ; l'*â,*
le bécarre, et ainsi des autres.

Les aveugles n'ont pas de portées pour
écrire la musique et par conséquent pas de
clés : on se sert seulement d'un signe particulier placé devant la première note, pour mar-
quer à quelle octave le morceau doit être joué
ou chanté. Pour les accords, on n'indique
aussi que la première note : les autres sont re-
présentées par des signes, que l'on nomme
signes d'intervalles, et qui sont également des
lettres de l'alphabet. Lorsque les accords doivent être tenus de la main droite, on écrit la
note supérieure : quand au contraire ils doivent être tenus de la main gauche on écrit la
note inférieure.

Il est facile de se convaincre, par ce rapide
aperçu, des difficultés et des complications
que présente cette méthode imaginée par
Louis Braille, et dont la théorie ne peut bien
se comprendre qu'éclairée par le flambeau
d'une pratique assidue. C'est là, du reste,
l'aveu formulé par les aveugles eux-mêmes.
Pour bien s'en pénétrer, il est indispensable

que l'élève soit studieux, réfléchi et doué d'une aptitude parfaite. A l'aide de ces qualités, il pourra faire des progrès soutenus, dans la lecture de la musique et dans la composition. Malgré ses difficultés, elle a servi cependant à former des artistes remarquables, qui ont obtenu de grands succès, comme professeurs, comme organistes ou comme compositeurs de musique. Dans notre Institution, l'enseignement est donné aux garçons par M. Veylex (Maxime), professeur et harmoniste distingué, assisté de M. Dispaus (François), organiste de talent et notre ancien élève. Deux demoiselles, également aveugles, dirigent l'éducation musicale des filles.

Du matin au soir les échos de l'établissement retentissent des accords mélodieux des nombreux pianos destinés à l'étude, mêlés par intervalles à la voix majestueuse des grandes orgues qui ornent la tribune de la chapelle et qui servent à rehausser l'éclat des cérémonies religieuses. L'institution possède aussi une fanfare, composée de ces jeunes enfants, dont on a pu souvent apprécier publiquement le

talent d'exécution dans nos distributions an-
nuelles des prix, dans nos petites fêtes de
famille et dans les solennités de l'Eglise.
Ceux-là aussi qui fréquentent la chapelle de
l'établissement, ouverte au public, ont écouté
toujours avec plaisir et attendrissement l'har-
monie des chœurs exécutés par les jeunes
filles. Cet enseignement ainsi répandu, a déjà
donné quelque succès à notre Institution à
peine sortie de l'enfance, cependant. Je pour-
rais citer les noms de plusieurs de nos élèves
qui, aujourd'hui, occupent magistralement
l'emploi d'organistes dans quelques villes de
France.

Je viens de dire dans ce chapitre quelles
sont les branches principales de l'enseignement donné aux jeunes aveugles dans l'Institution de Toulouse, et j'ai essayé de décrire
aussi succinctement que possible, mais avec
assez de netteté, je l'espère, pour pouvoir être
compris, la méthode employée pour instruire
ces enfants, et qui n'est autre que la méthode
de Braille. A son entrée dans l'établissement
le jeune aveugle dont il est nécessaire d'ap-

précier les aptitudes, est soumis aux leçons
de ses maîtres; mais surtout à l'étude de la
musique. Il arrive malheureusement quelque
fois que le flambeau de l'intelligence est à peu
près éteint, et ne peut assez se rallumer dans
ces pauvres corps débiles, ruinés et flétris dès
leur plus tendre enfance par la misère et les
privations. A la perte cruelle de la vue, vient
souvent s'ajouter l'affaiblissement de tous les
dons intellectuels!

Alors, dès le moment où il est bien constaté, après de longs et patients essais, restés
tous infructueux, que le jeune aveugle ne
pourra jamais faire fructifier les leçons qui lui
sont données par ses maîtres, il est aussitôt
dirigé vers la pratique des travaux manuels
et l'apprentissage d'une industrie, qui lui pro-
curera plus tard les moyens de subvenir à son
existence.

La durée moyenne du séjour dans l'institution est de huit à dix ans. Pendant cette période d'années, l'élève intelligent perfectionne
surtout son éducation musicale et devient, à
sa sortie, professeur de musique ou organiste.

Le pauvre, déshérité des dons de l'intelligence, lui aussi de son côté, cherche pendant ce même temps à devenir habile dans l'exercice du métier qui a le mieux convenu à ses aptitudes, et le fini des travaux qu'il exécute ne le cède bientôt en rien à la perfection des mêmes ouvrages faits par les voyants. On peut voir à l'institution même, dans la salle du conseil, des objets d'art, exécutés par nos tourneurs aveugles, sous l'habile direction de M. Méricant fils, et qui sont vraiment remarquables. En dehors des leçons de tour, on enseigne aussi à ces enfants le rempaillage des chaises avec des pailles de diverses couleurs, qu'ils reconnaissent parfaitement au toucher : la fabrication des filets de chasse et de pêche, la corderie, la vannerie, la sparterie.

Les jeunes filles aussi, s'adonnent plus spécialement aux occupations qui conviennent à leur sexe. On leur apprend la couture, le tricot, la confection des filets et la broderie sur canevas, même avec des laines de diverses couleurs.

Après les années de séjour ordinaire passées

dans notre institution, le jeune enfant devenu
déjà ouvrier expérimenté dans la profession
qu'il a embrassée peut espérer pouvoir gagner
le pain de chaque jour à l'aide de ses bras.
Pour cela, s'il ne désire pas s'établir pour son
compte, il est confié à un patron qui utilise
son adresse, et lui paie un salaire suffisant
pour vivre. Ainsi débarrassé de l'oisiveté, et
devenu producteur à son tour, il se sentira
grandir et sa dignité se relèvera.

Il est seulement à regretter que notre ville
n'offre pas les ressources suffisantes pour que
nos élèves sortis de l'institution, trouvent rapidement l'emploi de leurs moyens. Nous
n'avons que l'ouvroir des filles aveugles, où
les enfants, même venues d'autres établissements, peuvent attendre le moment de trouver une situation; ce qui nous manque, ce
sont des ateliers d'aveugles. Depuis quelques
années déjà, plusieurs villes de France qui
possèdent des institutions, ont complété l'œuvre de charité, en créant, à côté, des ateliers
d'ouvriers aveugles. Je ne parle pas de ceux
qui existent à Paris, tout le monde sait l'intérêt

qu'ils excitent, et tout le bien qu'ils réalisent.
Toulouse est en retard dans cette voie, elle,
dont l'Institution est si florissante. Je signale
cette lacune, et je fais des vœux pour qu'elle
soit bientôt comblée, au nom de la charité!

V

Dans les premières pages de ce livre, j'ai dit
quelle fut la triste condition sociale des aveugles, dans les temps anciens et dans le moyen
âge, jusqu'au jour où saint Louis fondait
l'hospice des Quinze-Vingts, premier pas ac-
compli dans la voie de l'assistance de ces pauvres abandonnés. J'ai ensuite indiqué quel a
été le résultat autrement important, de l'admirable découverte de Valentin Haüy, en faveur
de la régénération intellectuelle et morale de
ces déshérités. J'ai tracé enfin à grands traits,
l'*Institution des jeunes Aveugles de Toulouse*, en mentionnant aussi la direction qui
lui est donnée par son conseil d'administra-

tion, ainsi que la méthode d'enseignement employée pour remplir les prescriptions de son programme d'éducation.

Il ne me reste plus, pour compléter ce modeste travail, qu'à fournir encore quelques détails, qui, cette fois, intéresseront plutôt le médecin que le lecteur peu initié aux mystères de notre science, détails qui auront pour objet ces pauvres petits êtres, dans leur existence ordinaire avec tous les bienfaits et les attributs de la santé, et dans les jours malheureux, quand la maladie les saisit et les couche sur leur lit de douleur.

L'*Institution des jeunes Aveugles de Toulouse* s'élève aujourd'hui dans un quartier des plus aisés et des plus salubres de notre ville, auprès de charmants cottages, entourés de jardins frais et embaumés. Son aménagement intérieur n'est pas moins favorable à l'hygiène que son excellente position ; elle pourrait contenir sans peine, cent élèves, au moins, dans ses classes vastes et élevées, et dans ses dortoirs largement ventilés au moyen de grandes et nombreuses fenêtres, trop nombreuses peut-être, s'il m'est permis de formuler ici une critique. Les cours pour les récréations, et les corridors de dégagement ont aussi une dimension suffisante. C'est dans ce large espace que se meuvent et s'agitent, et sous la surveillance de leurs bonnes sœurs, vivent de leur vie insouciante et gaie les soixante-quatorze élèves qui habitent aujourd'hui l'établissement.

Pendant la période des vacances, qui durent du mois d'août au mois d'octobre, la maison est calme et tranquille; à peu près tous ces jeunes enfants sont alors rentrés dans leur famille, et il ne demeure plus dans l'Institution que les élèves trop éloignés, ou les pauvres orphelins qui n'ont plus de soutien sur cette terre. A la rentrée, l'aspect change et l'animation renaît. Celui qui entendrait alors ces mille bruits divers, ces cris de joie pendant les récréations, et qui assisterait aux allées et venues accélérées des élèves, ne pourrait croire qu'il est dans un asile d'aveugles.

A six heures du matin, l'été ainsi que l'hiver, la cloche de la chapelle sonne l'heure du lever. Pourtant, lorsque la saison est rigoureuse, les plus jeunes enfants sont autorisés à prolonger leur séjour au lit. Le soir, tout cet intéressant personnel regagne ses dortoirs à huit heures pendant l'hiver, à neuf heures durant les belles soirées de l'été. Le dîner a lieu à onze heures et demie et le souper à sept heures; le matin et dans l'après-midi, les élèves déjeûnent et goûtent, pendant le moment de la récréation. Aux principaux repas, les Sœurs préparent les portions, distribuées aux plus jeunes enfants, et les aident à prendre leur nourriture.

Dans les premières années qui suivirent la fondation de notre Institution, les ressources plus que modestes ne permirent pas de donner aux pensionnaires une nourriture trop abondante ni trop variée. Ces pauvres enfants, premiers venus, habitués pour la plupart, à subir au sein du foyer domestique, les dures privations qu'entraîne la misère, ne s'en trouvèrent pas plus mal cependant. Le régime de la maison valait encore mieux pour beaucoup d'entr'eux, que la disette de la table de famille. Mais à proportion que des dons de plus en plus considérables affluaient dans la caisse de l'établissement, ces conditions changeaient aussi, et s'amélioraient. Aujourd'hui, l'enfant trouve devant lui, à chaque repas, une nourriture substantielle et abondante, un peu de vin, et trois fois la semaine, le dimanche, le mardi, et le jeudi, il mange de la viande, si utile pour régénérer ce sang généralement appauvri.

Les heures de récréation alternent, dans des conditions convenables, avec les heures de classe. Au moment fixé pour recevoir sa leçon, le jeune élève se rend dans la salle qui lui est assignée, et là, attentif aux enseignements de ses maîtres, et des bonnes Sœurs, ses institutrices, il s'applique à la lecture, à l'écriture, et à l'étude des diverses branches qui composent son programme d'instruction, surtout à celle de la musique. Ceux qui, dépourvus des dons intellectuels, se livrent aux travaux manuels, regagnent leurs ateliers et s'adonnent à la confection des ouvrages qui conviennent le mieux à leurs aptitudes. Pendant ce temps, le silence de la maison n'est troublé que par les accords des pianos ou de l'orgue, dont les nombreux claviers vibrent sous les doigts des jeunes enfants.

Au moment des récréations, qui ont lieu : le matin, au déjeuner ; à midi, après le diner : à quatre heures, pendant le goûter ; enfin, l'été, le soir après le souper, l'aspect de l'établissement change complètement. Dans la période des beaux jours, les enfants se répandent dans leurs cours respectives en poussant des cris joyeux, et là se livrent à des jeux variés en accomplissant de rapides évolutions vraiment remarquables chez de pauvres petits êtres dont le plus grand nombre est atteint de cécité complète, et dont les autres distinguent à peine l'ombre de la lumière. Pendant les jours pluvieux ou trop froids, ils restent dans leurs salles d'étude, ou promènent dans les longs corridors. Pour supporter leur inaction forcée, ils engagent de longues parties de dominos ou de cartes. L'*écarté* et la *manille* sont leurs jeux de prédilection ; ils se servent pour cela des cartes usitées par les voyants, dont quelques-uns, au tact plus délicat, reconnaissent l'impression ; mais, en général, ces cartes sont marquées dans un coin des points de leur alphabet, qui leur indiquent le nom de chacune d'elles et leur valeur. Les moins fortunés, qui ne peuvent se procurer des jeux, en confectionnent avec des morceaux de papier très résistant, qu'ils poinçonnent également sur un des angles.

Plusieurs fois aussi pendant le mois, les élèves sont conduits à la promenade, sous la surveillance des Sœurs, et restent quelques heures au dehors de l'établissement.

Il est permis de supposer que dans ces conditions d'activité et d'animation que ces jeunes enfants apportent dans leurs jeux ou dans leurs évolutions dans les différentes parties de leur vaste maison, ils doivent être souvent victimes de quelques chutes ou de graves contusions; il n'en est rien cependant; je ne me souviens pas d'avoir jamais été appelé à remédier à des accidents de cette nature.

La cause en est que l'aveugle est d'une aptitude surprenante pour se pénétrer rapidement de la disposition des lieux qu'il habite et

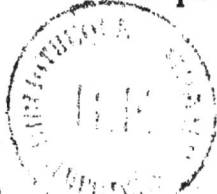

7

pour en connaître bientôt tous les détours.
Par un instinct également privilégié, il devine
en quelque sorte l'obstacle, et l'évite. Voyez
ce jeune enfant, arrivé depuis peu de jours
dans l'établissement, circuler avec la rapidité
d'un voyant dans les longs corridors et dans
les escaliers de la maison et s'en aller sans
guide là où son devoir l'appelle. La tête légèrement penchée sur le côté et les deux mains
portées un peu en avant, comme pour pressentir un obstacle imprévu, une porte, une
fenêtre ouvertes, par exemple, il marche sans
hésiter vers le but qu'il veut atteindre, et cela
encore une fois, sans jamais se faire de bles-
sures.

Une autre chose aussi bien digne de remar-
que, c'est l'insouciance et la gaîté qui règnent
chez ces pauvres déshérités, malgré leur cruelle
affection. On dirait que dans ses mystérieux
desseins, la Providence, en enlevant à ces malheureux le pouvoir d'admirer toutes les mer-
veilles de la création, les a doués d'un sens de
contemplation intime bien plus développé que
chez le reste des hommes pour leur faire ou-

blier leur malheur. Ces jeunes enfants, dans tous les actes de leur vie, paraissent ne se préoccuper jamais de leur triste situation. Aussi n'aiment-ils pas d'être portés en compassion ; et celui qui, en leur présence, voudrait trop s'apitoyer sur leur sort, ne resterait pas longtemps leur ami. Plusieurs membres du clergé de Toulouse, chargés de les évangéliser, ont perdu à tout jamais leur prestige auprès d'eux pour ne pas avoir respecté, dans leurs entretiens, cette susceptibilité qu'ils ne connaissaient pas, sans doute.

Les conditions hygiéniques dans lesquelles vivent ces jeunes enfants, et que j'ai indiquées plus haut en parlant de l'aération, de la nourriture et de la règle imposée dans la maison, les soins enfin dont ils sont à chaque instant entourés par leurs bonnes gardiennes, peuvent expliquer comment les maladies ne sont pas plus fréquentes et plus graves dans l'Institution. Il eût été plus naturel de croire, au contraire, que dans cet asile où viennent passer leurs jeunes années, ces pauvres enfants, dont la plus grande partie sont flétris par le lymphatisme, la scrofule, ou la chloro-anémie, le germe morbide jeté sur un terrain si bien préparé aurait dû prendre un développement plus fréquent et plus grand que partout ailleurs. La statistique que l'on lira plus loin indiquera qu'il n'en a pas été ainsi cependant pour les cent trente enfants qui ont habité l'Institution depuis sa fondation, en 1866, jusqu'à l'époque actuelle, et dont la moitié sont déjà sortis après avoir terminé leur période d'instruction.

Avant d'entrer dans le détail des différentes affections qu'il m'a été donné d'observer chez nos jeunes pensionnaires, je crois devoir indiquer la nature des causes qui ont privé ces enfants de la lumière. Malheureusement, ma statistique sera incomplète sur ce point, car j'ai omis de les rechercher sur ceux qui se sont succédés ici depuis la création de l'Institution et qui ne sont plus des nôtres aujourd'hui. Ce n'est que dans ces derniers temps, quand l'idée d'écrire ce livre a surgi dans mon esprit, que j'ai compris combien cette lacune était regrettable pour la portée scientifique d'une statistique qui ne relatera donc les causes de cécité que chez les soixante-quatorze élèves qui vivent aujourd'hui dans notre établissement.

Les médecins spécialistes qui s'occupent de l'étude et du traitement des maladies des yeux savent combien il est difficile de préciser très exactement, sans le secours de l'ophtalmoscope, impuissant généralement dans ces cas, pour éclairer les parties profondes de l'œil ; quelles ont été les causes de la cécité ; car, non seulement quelquefois ces causes sont multiples dans le même organe, mais elles peuvent être encore différentes pour chacun des deux yeux. En présence de ces difficultés, que mes forces seules n'auraient pu surmonter, j'ai eu recours au savoir et à l'expérience de mon excellent confrère et ami, M. le Dr Larrieu, un de nos spécialistes les plus distingués, qui a bien voulu contrôler mon diagnostic et redresser les erreurs que j'aurais pu commettre, en examinant avec moi ces jeunes enfants.

Le fait le plus saillant qui ressort de nos investigations, et des renseignements que nous avons pu nous procurer, est la fréquence de l'ophtalmie purulente des nouveaux-nés dans la

7.

production de la cécité. Les ravages qu'exerce cette terrible affection, qui malheureusement est souvent méconnue à son début, et traitée sans l'énergie suffisante, sont bien grands et susceptibles de réveiller toute la sollicitude des médecins. Sur ce point, notre appréciation est conforme à celle de tous ceux qui ont dressé des statistiques, et qui ont constaté à leur tour que l'ophtalmie purulente, était une des causes les plus puissantes, de la perte de la vue.

. Le plus grand nombre des jeunes enfants qui font aujourd'hui partie de l'institution de Toulouse, sont complètement privés de la lumière. Sur nos quarante garçons, huit seulement distinguent la clarté du jour ; un seul peut se conduire. Une proportion à peu près égale existe chez nos trente-quatre jeunes filles, dont vingt-huit sont tout à fait aveugles. Plusieurs de ces enfants, n'ont jamais vu le jour, d'autres ont perdu la vue dans la première enfance, sans qu'il soit possible de préciser l'époque, que leurs renseignements rendent incertaine. Huit seulement parmi les

plus âgés, ont gardé le triste souvenir des
ophtalmies par causes diverses qui leur ont
ravi la lumière. Ces accidents étaient surve-
nus entre huit et quinze ans.

Les anciennes statistiques accusent la variole, comme une cause fréquente de cécité et
c'était vrai. Depuis la propagation de l'admirable découverte de Jenner, cette cause tend à
perdre tous les jours de son importance. Un
seul de nos enfants, atteint de cet affreuse
maladie, sous forme confluente, à l'âge de
quinze ans, sans jamais avoir subi l'inocula-
tion vaccinale, est devenu complètement aveugle, par la fonte purulente des yeux. Et puisque je parle, en ce moment, de l'influence des
causes spécifiques dans la production de la
cécité, je dois signaler encore chez nos jeunes
enfants, un cas d'atrophie des deux globes
oculaires, survenu à un an, à la suite d'une
rougeole; enfin une atrophie des papilles,
conséquence d'une fièvre typhoïde à forme
grave, contractée à l'âge de dix ans.

L'influence du traumatisme est encore invo-
quée au nombre des causes qui, quelquefois,

enlèvent complètement l'usage des yeux. Il n'existe dans la maison aucun cas produit par une action traumatique quelconque.

Je viens d'énoncer quelques lignes plus haut quelles avaient été les lésions produites sur l'organe de la vision chez trois de nos pensionnaires, atteints de maladies spécifiques. Voici celles qu'il est possible de reconnaître chez les soixante et onze enfants qui sont aussi le sujet de cette statistique.

Vingt-huit présentent une atrophie plus ou moins complète d'un ou des deux globes oculaires, consécutive à l'ophtalmie purulente;

Douze sont atteints d'opacités de la cornée, véritables leucomes;

Sept de cataractes congénitales compliquées de décollement de la rétine;

Sept d'atrophie des papilles survenues pendant la première enfance, sous l'influence de lésions cérébrales;

Six d'atrésie de la papille sans perception de la lumière;

Six d'hydrophtalmies;

Trois de staphylomes complets;

Deux enfin, d'irido-choroïdite.

Quelques-uns de nos enfants présentent aussi, sur leurs yeux, des traces d'opérations anciennes pratiquées dans le but de les débarrasser de leur cruelle infirmité, mais qui malheureusement n'ont pas été suivies d'un résultat favorable. Aujourd'hui, chez aucun d'eux, de pareilles tentatives ne seraient possibles, et n'offriraient à cause de l'état des organes de la vision aucune chance de succès.

Je vais indiquer maintenant quelles sont les affections diverses qu'il m'a été donné d'observer dans l'*Institution des jeunes Aveugles de Toulouse* chez les cent trente enfants qu'elle a abrités, depuis la fondation jusqu'au moment actuel.

Les plus communes de toutes ont été, sans contredit, les maladies de poitrine ; et parmi celles-ci, la bronchite tient le premier rang. Il n'est pas d'année, en effet, où à l'époque du renouvellement des saisons, au printemps et pendant les journées froides et humides de l'hiver surtout, elle n'ait sévi sur nos jeunes enfants soit à l'état aigu, accompagnée de flè-

vre, soit à l'état chronique et sans présenter
de réaction aucune. Dans aucun cas elle n'a
entraîné la mort après elle. La pneumonie que
j'ai constatée six fois n'a pas montré toujours
pareille bénignité; elle a fait deux victimes.
La pleurésie, plus rare, puisque je n'ai pu
l'observer qu'une seule fois, a guéri sous l'influence d'un traitement actif, et sans l'inter-
vention de la thoracenthèse presque décidée
cependant.

Mais la plus meurtrière parmi toutes ces
affections des organes pulmonaires, a été la
phtisie. Ce fait n'étonnera personne, si l'on
veut bien se souvenir combien ces tempéra-
ments, où le lymphatisme et la scrofule, ont
imprimé profondément leur stigmate, sont un
terrain préparé d'avance au développement
du tubercule héréditaire ou acquis dont quelques-uns de ces malheureux ont déjà subi les
atteintes dès leurs plus jeunes années. C'est
vers quatorze ou quinze ans, au moment où
évolue cette crise décisive de la puberté, que
se présentent les premières manifestations de
la maladie. Puis insensiblement les symptômes

acquièrent une gravité de plus en plus grande jusqu'au jour où la mort vient moissonner ces infortunés.. C'est ainsi qu'ont succombé sept de nos pensionnaires, soit dans l'établissement, soit dans leur famille aù sein de laquelle ils avaient désiré passer les derniers jours de leur existence.

La coqueluche s'est montrée deux fois sous forme épidémique à plusieurs années d'intervalle, et son apparition a coïncidé avec les cas nombreux observés hors de l'établissement. Elle s'est propagée très rapidement chez nos jeunes élèves dont l'isolement était impossible et après une durée plus ou moins longue chez chacun d'eux, elle a disparu sans faire de victime.

Pendant le courant de l'année 1882, une épidémie d'oreillons a envahi l'Institution, et à peu près tous nos pensionnaires, des deux sexes, ont été frappés. Mais la terminaison de la maladie a toujours été heureuse; et je n'ai pas constaté non plus pendant son cours, d'orchites métastatiques.

Parmi les fièvres éruptives, la rougeole

s'est montrée une fois sous forme épidémique : le plus souvent les cas ont été isolés. C'est la seule qu'il m'ait été donné d'observer, la scarlatine et la variole, n'ayant jamais franchi le seuil de notre asile. Pendant la terrible épidémie de variole qui, en 1871, désola la ville de Toulouse durant plus d'une année, notre maison déjà peuplée fut respectée par le fléau. Nos enfants étaient jeunes et certainement encore sous l'influence préservatrice de la vaccine, opération imposée avant d'être admis dans l'établissement. Une nouvelle épidémie éclatait au mois d'octobre 1882; elle avait pour foyer l'Institution des Sourds-Muets, où un jeune enfant avait apporté le germe à son retour des vacances. Elle s'étendait de là dans les divers quartiers de la cité, occasionant jusqu'à cinquante-et-un décès dans un mois.

Cette fois encore la terrible fièvre épargna notre maison, grâce sans doute aux précautions prises dans ce but. Chaque enfant fut soumis à une revaccination consciencieuse; mais cette opération n'eut pas de résultat :

dans deux cas seulement chez un garçon et
chez une jeune fille des plus âgés, les pustules
parurent vouloir se développer, mais avortè-
rent bientôt. Cependant l'épidémie suivait
son cours dans la ville, puis diminuait peu à
peu d'intensité et finissait enfin par disparaî-
tre sans nous atteindre.

Les affections du tube digestif, la diarrhée
surtout, qui se présentent assez souvent dans
certaines périodes de l'année, ont été en général peu graves, et ont cédé sous l'action d'un
régime convenable, et de l'administration du
sous-nitrate de bismuth. Je dois pourtant
mentionner un cas d'hémorrhagie intestinale,
survenu brusquement et sans cause bien déterminée chez un garçon de dix ans, et qui mourait dans quarante-huit heures, sans que le
traitement le plus énergique eût le pouvoir
d'enrayer les progrès du mal.

Les accidents cérébraux heureusement assez rares, ont toujours été suivis d'une terminaison fatale. Chez ces pauvres enfants, dont
la plupart ont éprouvé, dans leur jeune âge,
des affections du cerveau qui ont amené quel-

quefois après elles la cécité, il reste à la suite, chez ceux surtout qui sont prédisposés par l'hérédité, une tendance aux atteintes de la méningite tuberculeuse. C'est du reste sous cette forme que je l'ai observée quatre fois, et toujours mortelle. La même année 1877, vit succomber trois de ces malheureux, deux garçons et une fille, et chose remarquable, dans un intervalle de temps très rapproché. Quant aux affections convulsives, l'épilepsie par exemple, je n'en ai jamais observé de cas dans l'établissement. Il y a quelques mois seulement, au printemps de 1884, qu'un jeune enfant de seize ans fut pris subitement d'un véritable accès d'aliénation mentale. La famille prévenue quelques jours après l'invasion, désira que le traitement fût continué chez elle. Le malade enlevé avec beaucoup de peine et transporté dans son pays natal, fut soumis aussitôt à l'action d'une médication énergique, qui, continuée avec persévérance, amena la guérison au bout de quatre mois. Ce pensionnaire est rentré depuis peu de jours dans l'Institution parfaitement rétabli et ne

se souvenant aucunément des accidents dont
il avait été victime.

La fièvre typhoïde est encore une des affections les plus redoutables et qui nous a
donné un nombre de décès assez considérable. Cette maladie s'est montrée assez souvent
dans l'Institution; mais heureusement sous
cette forme légère et que l'on est convenu de
dénommer fièvre muqueuse. Quand elle a pris
un caractère de gravité alarmant, c'est la
forme ataxo-adynamique qui a dominé alors
la scène morbide et entraîné la mort. Cinq de
nos enfants ont payé leur tribut à cette cruelle
affection.

Les maladies de l'appareil lymphatique et
ganglionaire ont été très rares. Ce fait est assez surprenant, lorsqu'il s'agit de jeunes sujets
dont le tempérament du plus grand nombre
est certes largement préparé à recevoir l'impression de cette espèce d'affection. Je suis
convaincu que l'influence de l'hygiène et d'un
régime alimentaire meilleur que celui auquel
les pauvres enfants étaient soumis dans leur
famille, sont la principale cause de cette im-

munité. Il en est une autre encore, dont je crois l'action aussi puissante , je veux parler du traitement tonique, réparateur et dépuratif que j'ai l'habitude d'imposer, chez mes petits aveugles à tout jeune garçon, à toute fillette, soupçonnés d'avoir une tendance trop prononcée aux manifestations lymphatiques ou scrofuleuses. Je ne crains pas de proclamer bien haut les services que m'ont rendu dans ces cas, diverses préparations de fer, le quinquina' et l'huile de foie de morue. L'usage régulier et longtemps continué de ces puissants médicaments, a certainement modifié la constitution intime de ce sang pauvre et décoloré. Un grand nombre de nos enfants ont subi pendant plus ou moins longtemps ce traitement réparateur, qui a été pour eux une sorte de régénération, et qu'ils acceptent, il faut le dire, avec une confiance profonde en son efficacité.

La chloro-anémie est rare chez les filles qui étudient dans l'établissement même ou qui travaillent à l'ouvroir : peu fréquents sont aussi les troubles de la menstruation. Les symptômes de cette affection se produisent en général à l'âge de douze à quinze ans, au moment de la puberté : mais combattu efficacement par l'iodure de fer et le quinquina, ils n'ont jamais amené de graves accidents.

Je ne veux pas cependant passer sous silence, un cas de mort survenu chez un jeune garçon de huit ans à la suite d'une anémie profonde. Ce pauvre enfant nommé Delsol (Bernard) et originaire de Beaumont (Gers), a du reste inauguré la liste nécrologique de l'établissement que la faux de la mort avait jusque là respecté. Entré à l'Institution dans de déplorables conditions de santé, il fut soumis à l'usage d'une alimentation réparatrice, aidée par l'action des toniques reconstituants. Mais tous les soins furent inutiles, et ne purent triompher de cette anémie si grave : Il mourait quelques mois après son admission, le 18 février 1874.

Telles sont, en résumé, les diverses maladies qu'il m'a été permis d'observer chez les pensionnaires de l'*Institution des Jeunes Aveugles de Toulouse*, depuis sa fondation jusqu'à ce jour. Dans ce rapide aperçu, en indiquant les caractères particuliers à chacune d'elles, je n'ai pas omis de mentionner le rôle qu'elles ont joué dans la mortalité générale.

Pendant les huit premières années qui ont suivi la création de l'Institution, cette mortalité a été nulle. Ce n'est que dans le second mois de 1874 que la mort est venue nous visiter pour la première fois. Depuis lors, des victimes malheureusement trop nombreuses sont devenues sa proie ; les unes frappées dans l'établissement même, les autres en dehors, au sein de leurs familles. Voici, du reste, le bilan des pertes que nous avons subies année par année depuis ce moment :

En 1874, un garçon décédé à l'Institution ;

En 1875, pas de décès :

En 1876, une jeune fille morte chez elle :

En 1877, six décès : quatre garçons et deux filles ; deux garçons et une fille décédés dans l'établissement ; deux garçons et une fille morts dans leur famille ;

En 1878, trois garçons décédés chez eux :

En 1879, deux jeunes filles succombent dans l'Institution;

En 1880, trois garçons morts dans l'établissement;

En 1881, deux garçons décédés dans leur famille;

En 1882, deux garçons morts aussi chez eux;

En 1883, pas de décès;

En 1884, pas de décès.

C'est donc un nombre de vingt enfants que la mort a moissonnée pendant cette période de dix-huit années, dont les premières s'étaient écoulées sans tristesses et sans deuil.

Les renseignements que j'ai pu me procurer sur les derniers moments de ceux qui ont succombé loin de l'Institution, me permettent de classer aussi les causes de décès : deux, sont morts enlevés par la pneumonie de forme ataxique; sept, par la phtisie pulmonaire; un, par une hémorrhagie intestinale foudroyante; quatre, par la méningite tuberculeuse; cinq, par la fièvre typhoïde; un, enfin, par une grave décomposition du sang et profondément anémique.

Là, se bornent les indications que je m'étais proposé de donner, non seulement sur l'hygiène et la manière de vivre de nos jeunes enfants dans l'Institution, et dans l'intégrité de la santé; mais aussi sur les maladies qui ont pu les atteindre et sur les causes de la mort de ceux qui ont succombé. En étudiant ce rapide aperçu, il est facile de se convaincre qu'après tout, l'état sanitaire de l'*Institution des jeunes Aveugles de Toulouse,* malgré les conditions défavorables, tenant au tempérament de ses pensionnaires n'est guère différent de celui des autres établissements de la ville plus privilégiés, sous le rapport de la constitution physique de leurs élèves. Le chiffre de la mortalité qui présente une moyenne d'un décès et une minime fraction par année, ne dépasse guère non plus les proportions ordinaires.

Avant de terminer ce modeste livre je veux rendre compte, ici, d'une impression personnelle, bizarre sans doute; mais que peut-être cependant ont déjà ressentie les médecins, qui comme moi prodiguent leurs soins aux aveugles dans les dures étreintes de leurs maladies. Je ne saurais assez exprimer quel sentiment poignant et quel désarroi presque, je ressentais au début de ma pratique dans l'institution, en face de ces prunelles difformes et pour jamais éteintes, que je ne pouvais interroger du regard, parce qu'elles ne devaient plus me répondre. J'ai compris là davantage combien a de l'importance pour le diagnostic, l'intégrité de l'œil, ce merveilleux organe, où vient se réfléter si puissamment, l'expression de nos souffrances morales et physiques, aux heures pleines d'amertume, où elles flétrissent notre existence. Cette source féconde d'indications, où vient puiser le médecin, pendant l'examen attentif de son malade en consultant : l'expression des yeux, l'éclat et la langueur du regard, la couleur de la sclérotique la dilatation et la contraction de la pupille, est à jamais tarie pour nous, quand nous venons nous asseoir au chevet du lit de nos pauvres déshérités !

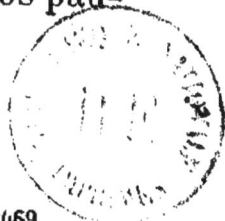

Toulouse, Imp. Douladoure-Privat, rue Saint-Rome, 39.   9069

www.ingramcontent.com/pod-product-compliance
Lightning Source LLC
Chambersburg PA
CBHW071211200326
41519CB00018B/5473